DES

MODIFICATIONS MODERNES

DE LA

LITHOTRITIE

PAR

Le Dʳ KIRMISSON

Chirurgien des Hôpitaux.

PARIS

A. DELAHAYE et E. LECROSNIER, LIBRAIRES-ÉDITEURS.

2, PLACE DE L'ÉCOLE-DE-MÉDECINE

1883

DES

MODIFICATIONS MODERNES

DE LA

LITHOTRITIE

DES

MODIFICATIONS MODERNES

DE LA

LITHOTRITIE

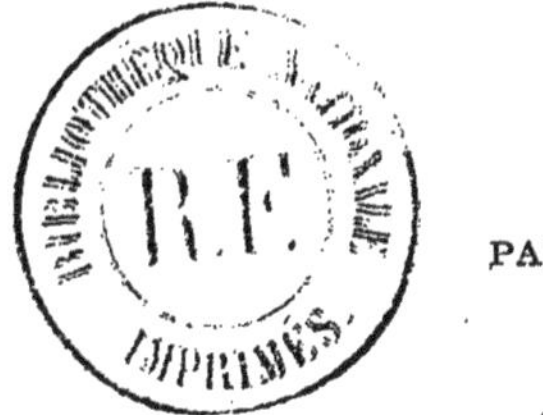

PAR

Le Dr KIRMISSON

Chirurgien des Hôpitaux.

PARIS

A. DELAHAYE et E. LECROSNIER, LIBRAIRES-ÉDITEURS,

2, PLACE DE L'ÉCOLE-DE-MÉDECINE

1883

INTRODUCTION.

Devant traiter des modifications modernes de la lithotritie, nous avons fait commencer à l'apparition de la méthode de Bigelow l'étude de notre sujet. Nous nous sommes contenté d'indiquer brièvement les efforts tentés dans la même voie avant le chirurgien de Boston.

Peut-être nous fera-t-on un reproche de n'avoir point parlé de la lithotritie périnéale de Dolbeau. Mais cette méthode ne fait le broiement des calculs qu'après avoir incisé le périnée et l'urèthre, après avoir dilaté le col de la vessie. Par là, elle rentre bien évidemment dans la taille, et échappe à la lithotritie dont la caractéristique est d'être une opération non sanglante.

Nous avons mentionné seulement les tentatives qui peuvent être considérées comme un retour vers cette méthode. Quant à vouloir faire l'aspiration par le périnée, comme l'a conseillé récemment le Dr Peters dans le *New-York med. journ.* (janv. 1883), c'est méconnaître les conditions premières nécessaires à l'aspiration. Le liquide injecté dans la vessie ferait issue par la plaie; de plus il ne saurait y avoir entre le tube évacuateur et l'incision périnéale le contact intime, nécessaire à la production du vide dans la cavité vésicale.

Nous nous faisons un plaisir d'adresser ici nos remerciements sincères à toutes les personnes qui se sont as-
sociées à notre travail, soit en nous aidant dans nos
recherches bibliographiques, soit en nous fournissant
des observations. Nous devons des remerciements tout
particuliers à notre maître, M. le professeur Guyon.
Ayant à parler de la lithotritie, nous avons été heureux
de nous rappeler que nous avions été son interne, et nous
avons cherché à mettre à profit ses excellentes leçons.

DES MODIFICATIONS MODERNES

DE

LA LITHOTRITIE

CHAPITRE PREMIER.

HISTORIQUE.

Le 13 janvier 1824, Civiale pratiquait à l'hôpital Necker la première opération de lithotritie. La méthode ne compte donc pas encore soixante ans d'existence, et cependant son histoire est déjà singulièrement longue. Toutefois, après bien des discussions, bien des vicissitudes, la lithotritie s'avançait d'un pas lent et tranquille dans la voie du progrès, lorsque brusquement, au commencement de 1878, un novateur hardi est venu la jeter hors des sentiers battus, opérant ainsi dans sa marche une véritable révolution. Et, chose digne de remarque, au moment où la spécialisation semble de toutes parts triompher, ce réformateur n'était point un spécialiste, mais bien un chirurgien. C'est, en effet, le professeur Bigelow, de l'Université d'Harward, dont le nom était déjà bien connu parmi nous pour son beau travail sur les luxations de la hanche, qui a été le promoteur de ce mouvement scientifique. Tant il est vrai que la spécialisation ne saurait avoir d'autres bases que l'application à un objet particulier des données générales de la médecine ou de la chirurgie.

Voici quel a été le point de départ de la réforme accomplie par M. Bigelow. Pour lui, les accidents consécutifs à la lithotritie tiennent bien moins à l'acte opératoire en lui-même, aux manœuvres exécutées dans la vessie, qu'à la présence, dans ce réservoir, à la suite de chaque séance, de fragments de pierre plus ou moins multipliés, plus ou moins volumineux. Ce qu'il importe de considérer surtout, nous dit-il, ce sont les aspérités, les saillies aiguës que présentent ces fragments, jouant le rôle de corps étrangers offensifs, capables de déterminer du côté de la muqueuse vesicale les traumatismes les plus graves. Ce qu'il faut donc, avant tout, c'est débarrasser en une seule séance la vessie de tous les débris calculeux. Tel est le point de départ de la méthode nouvelle. A M. Bigelow, revient non seulement le mérite de cette conception, mais encore celui de l'avoir fait passer dans la pratique, en inventant les instruments les plus ingénieux. Toutefois, deux auxiliaires importants lui sont venus en aide. Le premier, c'est l'anesthésie chirurgicale, qui permet de diminuer les inconvénients résultant de manœuvres intra-vésicales longtemps prolongées. Le second, c'est un travail antérieur de M. Otis, qui a démontré la possibilité d'introduire dans l'urèthre des instruments beaucoup plus volumineux que ceux dont on se servait jusque-là. Dès lors il devenait possible d'employer des sondes assez larges pour évacuer complètement en une seule séance les débris calculeux. Rien ne s'opposait donc à ce que la conception théorique de M. Bigelow fût réalisée.

Voici en quoi consiste la méthode ; le malade à lithotri-
tier est endormi, soit par l'éther, soit par le chloroforme ;
le calcul est broyé avec le lithotriteur et, quand l'opérateur
juge que le morcellement est assez avancé pour que les
fragments puissent traverser les tubes destinés à leur évacuation, il retire le lithotriteur et introduit dans la vessie
le tube évacuateur auquel est adapté un appareil destiné à
l'aspiration des fragments.

Reste-t-il des débris trop volumineux pour s'engager
dans le tube évacuateur, celui-ci est retiré ; le lithotriteur
est introduit de nouveau, et ainsi de suite un assez grand
nombre de fois, jusqu'à ce que la vessie soit complètement
débarrassée. Ce qui préoccupe avant tout M. Bigelow, c'est
l'évacuation des fragments. Aussi, devant cette pensée do-
minante, le broiement du calcul est-il rejeté par lui au
second plan. Et cela est si vrai, que l'auteur éprouve le
besoin de traduire par un mot nouveau le nouvel objet
qu'il poursuit. Au terme ancien de lithotritie, il propose de
substituer celui de litholapaxie (λιθος, pierre, et λαπαξις,
évacuation), indiquant par là que son but est avant tout
l'extraction des fragments.

On se tromperait cependant si l'on croyait que tout,
dans la méthode de M. Bigelow, soit entièrement nouveau.
De tout temps l'évacution complète de la vessie en une
seule séance avait été regardée comme le but à atteindre ;
un grand nombre d'efforts avaient été tentés. Nous devons
rappeler brièvement ce qui avait été fait dans cette voie.
L'un des hommes qui ont le plus contribué aux perfectionnements de la lithotritie, Heurteloup, en modifiant son
lithotriteur, s'était efforcé de débarrasser la vessie de la
plus grande quantité possible de fragments. « En place
des aspérités, dit-il, dont était armé l'intérieur des branches de mon percuteur, j'ai fait pratiquer des excavations
dans toute la longueur des plans. Ces excavations donnent

aux deux branches la forme de deux cuillers, dont les creux, marchant l'un vers l'autre, tendent à emprisonner une quantité de pierre proportionnelle à leur capacité. Si la pierre ou les pierres sont très petites, elles se trouvent emprisonnées sans être brisées ; si elles sont plus volumineuses, une portion est retenue entre les cuillers, et l'autre portion s'échappe. Si l'on rapproche ces deux cuillers après avoir saisi un fragment de pierre volumineux, au moyen d'une pression morte, telle que celle que produit une vis tournant dans un écrou, elles ne peuvent se fermer, quelle que soit la force employée. Si la force est trop grande, elles s'écartent, se faussent ou se brisent ; si, au contraire, on les rapproche au moyen d'une force vive et alternative, comme celle que fournit un marteau, on voit les cuillers se rapprocher avec un mouvement progressif en proportion de rapidité avec la force employée. Le trop plein s'évacue par petits jets de poudre, si la pierre est sèche, et sous la forme d'une pâte fine et liquide, quand la pierre est humide. Après quelques moments d'une percussion faite à coups pressés, mais puissants, les bords des cuillers s'affrontent en coupant les fragments qui les dépassent, et l'instrument, plein de pierre et fermé, présente exactement le même volume, la même forme, le même poli qu'avant de l'avoir mis en usage. » (Heurteloup, de la lithotritie, etc., p. 99.)

L'évacuation rapide de la vessie préoccupait si bien Heurteloup qu'il traduisit sa pensée par un mot nouveau, celui de lithocénose (λιθος, pierre et κενωσις, extraction), expression curieuse à rapprocher de celle de litholapaxie que propose aujourd'hui M. Bigelow.

Pour arriver au même but, l'évacuation rapide des fragments, on a imaginé encore les sondes évacuatrices. Heurteloup en fit construire une à laquelle il donna le nom de *videur*. C'était une sonde métallique à grande courbure, portant sur ses parties latérales deux yeux, situés vis-à-vis l'un de l'autre. De calibre assez considérable, elle pouvait recevoir un mandrin dont l'extrémité articulée se prêtait à sa courbure, et qui était destiné à couper au ras des orifices les fragments engagés dans les yeux de la sonde. L'extrémité vésicale mobile se rattachait à la sonde par un pas de vis. La cupule terminale portant le nom de magasin était destinée à recueillir les débris. De son côté, Leroy d'Etiolles imagina une sonde en argent assez grosse, présentant au commencement de sa courbure une ouverture oblongue fermée par un clapet. Un stylet articulé avec ce clapet et mû par un bouton placé sur le talon de l'instrument permet de fermer et d'ouvrir à volonté l'ouverture de la sonde. Les détritus sortent assez facilement par cette voie ; mais comme des débris dépassant le calibre de la sonde pouvaient se trouver arrêtés dans sa cavité, l'instrument est armé d'un mandrin à tête fraisée pour les briser.

M. Mercier a transformé, pour le même usage, sa sonde à courbure brusque en une sonde à double courant, portant, au commencement de sa courbure, une ouverture qui se trouve fermée par l'extrémité d'un mandrin de baleine. Quand l'instrument est dans la vessie, on retire le mandrin et on injecte par le second conduit de l'eau, qui, passant par plusieurs petits trous dont le bec de la sonde est percé, établit un courant destiné à entraîner les détritus calculeux en dehors. « Cette sonde, dit Voillemier, moins compliquée que celle de Leroy, vaut aussi beaucoup mieux. Mais on peut adresser à l'une et à l'autre, le même reproche, c'est que leur ouverture vésicale, ne dépassant pas le calibre de la sonde, est évidemment trop petite. »

Voillemier lui-même a imaginé une sonde évacuatrice d'un modèle différent, dont on trouvera la description faite par l'auteur, dans l'article lithotritie du Dictionnaire encyclopédique.

Guillon père inventa aussi une sonde évacuatrice de gros calibre, dont l'extrémité terminale se prolonge en forme de cuiller, et lui dut d'assez beaux succès.

Citons enfin le lithexère de Maisonneuve (de λιθος, pierre, et εξαιρω, j'enlève). Il est composé d'une sonde dont la concavité du bec est percée d'une large ouverture où les fragments peuvent s'engager, et d'un tube droit dans lequel tourne une vis sans fin dont le mouvement continu entraîne les fragments, les broie comme des grains de café, et les rejette au dehors.

En même temps que les sondes évacuatrices, un principe nouveau fut adopté : Je veux parler de l'aspiration. C'est Cornay (de Rochefort) qui, en 1843, eut le mérite de construire le premier aspirateur ; deux ans plus tard, dans un travail d'ensemble sur la question, il désigne sa méthode sous le nom de lithérétie (de λιθος, pierre, et αιρεομαι, je choisis).

L'instrument de Cornay (voyez planche I, fig. 1) se composait d'une sonde à petite courbure, ouverte à son extrémité terminale, qu'il désigne du nom de chalumeau. Cette sonde porte deux robinets, le régulateur C et l'injecteur L, par lequel on injecte du liquide dans la vessie. Un long tube flexible réunit la sonde à un ballon de verre ou récipient G.

A ce ballon est fixé un tube muni d'un robinet pour l'évacuation du liquide et des fragments, c'est l'exéat D ; le col N est muni lui-même de deux ouvertures, communiquant l'une avec la sonde M, l'autre avec une pompe aspirante, en E. Rien n'est plus facile que de comprendre le fonctionnement de l'appareil. Le vide est fait dans le ballon, et au moment où sa communication est ouverte avec la vessie, le liquide vésical et les fragments sont aspirés. Toutefois l'essai fait de cet appareil devant une commis-

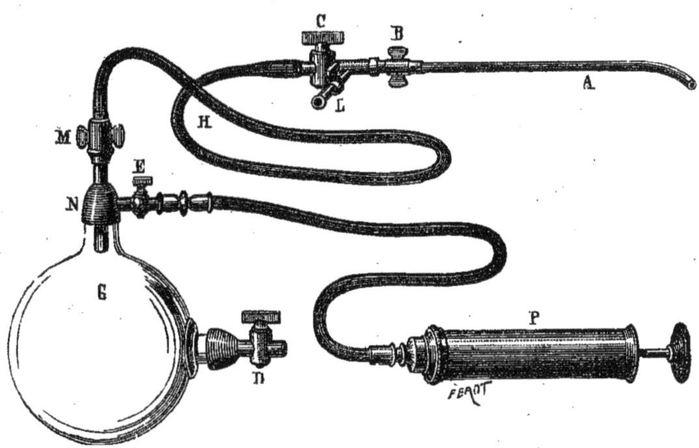

Fig. I. — Aspirateur de Cornay (de Rochefort).

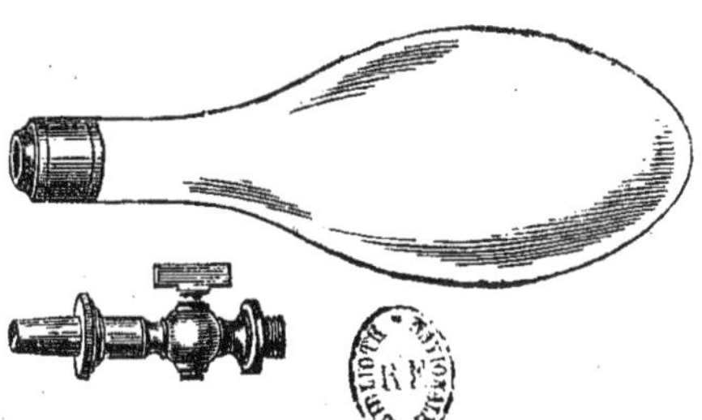

Fig. II. — Aspirateur de Crampton.

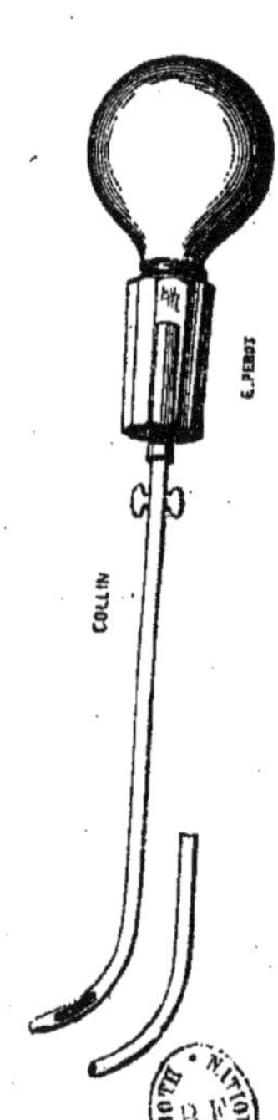

Fig. I. — Aspirateur
de Clover.

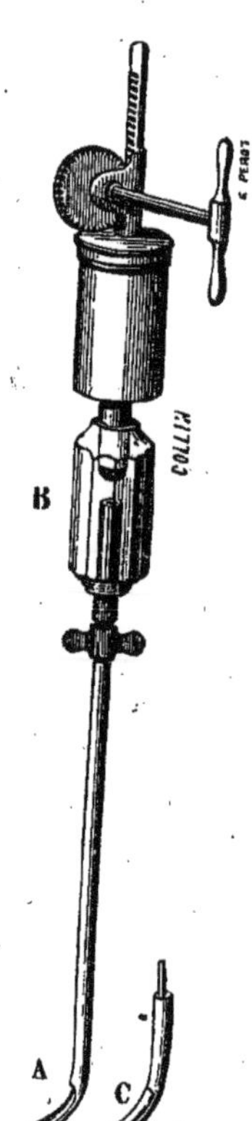

Fig. II. — Aspirateur
de Nélaton.

sion de l'Académie ne fut pas heureux, et son emploi fut dès lors condamné.

Trois ans après, en 1846, sir Ph. Crampton imagina un nouvel appareil, se composant d'une sonde métallique et d'une bouteille dans laquelle on fait préalablement le vide. (Voyez planche I, fig. 2.) Quand la sonde est introduite dans la vessie, le robinet la mettant en communication avec la bouteille est ouvert ; ainsi se trouve exercée une brusque aspiration, grâce à laquelle le liquide vésical et les fragments pénètrent dans le récipient.

En 1866, un nouvel aspirateur fut imaginé par Clover (voyez planche II, fig. 1), et cet appareil mérite de nous arrêter plus longtemps, car il a été le point de départ de certains aspirateurs employés aujourd'hui. L'appareil de Clover se compose d'une poire en caoutchouc communiquant avec un cylindre de verre auquel est fixée une sonde pénétrant dans l'intérieur du cylindre jusqu'à sa partie moyenne.

L'appareil étant rempli d'eau est adapté à la sonde introduite dans la vessie ; à l'aide de pressions exercées sur la poire en caoutchouc, on aspire et le liquide et les fragments. Le prolongement de la sonde dans l'intérieur du cylindre empêche ces derniers de rentrer dans la vessie à chaque nouvelle pression.

L'appareil de Clover était bien supérieur à ceux qui l'avaient précédé. Il a été employé souvent en Angleterre. Sir Henry Thompson s'en est servi plus de cent fois ; il le réservait néanmoins pour les cas exceptionnels, tels que ceux d'hypertrophie de la prostate et d'atonie vésicale, dans lesquels il est à prévoir que la vessie aura peine à se débarrasser elle-même des fragments.

L'aspirateur de Clover fut modifié par MM. Robert et Collin, dans le but de lui donner plus de puissance. Ce nouvel aspirateur (voyez planche II, fig. 2) se compose d'une sonde, dite sonde de Nélaton, dans laquelle l'ouverture est terminale, et dont la paroi postérieure se prolonge au delà de l'ouverture en forme de cuiller, et écarte les parois vésicales, de façon à s'opposer à leur aspiration. Ici, le ballon en caoutchouc de Clover est remplacé par un corps de pompe dans lequel le vide est fait par un piston mû par une manivelle. Le reproche qu'on peut faire à cet appareil, c'est d'être trop puissant. L'aspiration qu'il exerce a pu déterminer l'hémorrhagie de la muqueuse vésicale.

En 1869, le professeur Corradi, de Florence, fit construire un aspirateur qui présente avec le précédent une grande analogie. Il se compose d'un corps de pompe où se meut un piston, d'un récipient de verre et d'une sonde métallique. (Voyez planche III.) Nous n'entrerons pas dans la description de cet appareil, la figure ci-jointe suffira à en donner une bonne idée.

Disons en terminant, que M. Eugène Bœckel (1), qui longtemps auparavant avait fait construire une sonde évacuatrice, qui n'est qu'une variété de sonde à double courant, a modifié à son tour l'aspirateur de Clover. Il a adopté un ballon de verre à deux tubulures, dont l'une reçoit la poire en caoutchouc, l'autre la sonde évacuatrice. On trouvera dans le travail de l'auteur la description complète de son appareil.

Telles sont les diverses tentatives accomplies avant M. Bigelow pour arriver à l'évacuation rapide de la vessie, soit à l'aide des sondes évacuatrices, soit à l'aide des aspirateurs. L'emploi des anesthésiques, qui constitue l'un des principes importants de la méthode moderne, n'est pas non plus entièrement nouveau.

(1) De la lithotritie et de ses indications, par le Dr Eug. Bœckel. Gaz. méd. de Strasbourg, 1880, p. 66 et Vierteljahrsschrift der ärzlichen Polytechnik, von G. Beck, Bern, 1880, 2e année, livraison d'avril.

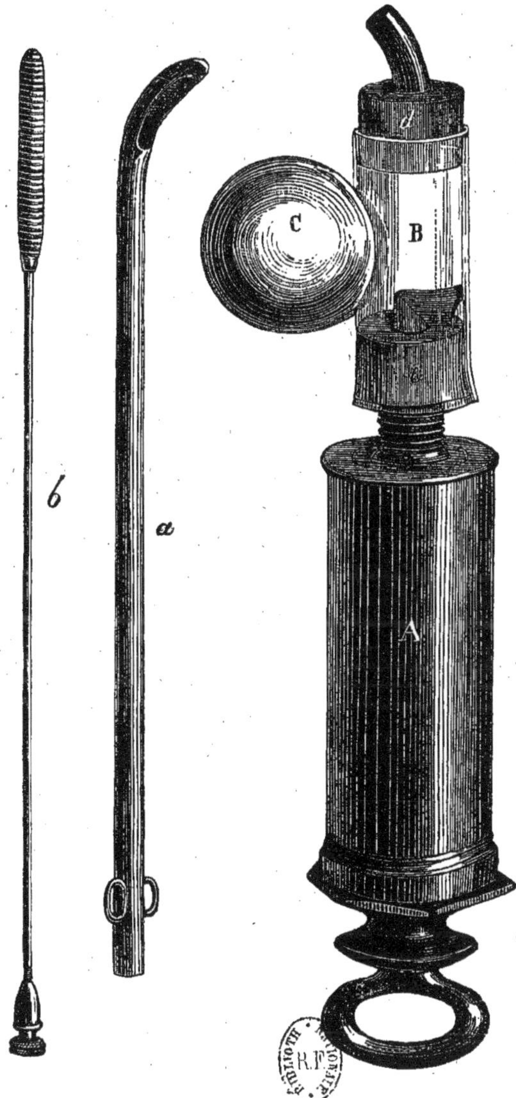

Aspirateur primitif du professeur Corradi.

Au début, Leroy d'Etiolles et Amussat employèrent l'a-
nesthésie ; mais on y renonça, en disant que, dans la plupart des cas, le chloroforme est inutile, puisque l'opération
ne doit pas faire souffrir le malade. La sensibilité de la
vessie pouvait d'ailleurs être un renseignement précieux
pour éviter ses lésions pendant les manœuvres de la lithotritie. Cependant, en Angleterre, surtout dans les dix
dernières années, l'anesthésie fut assez fréquemment employée. Nous en citerons pour exemple des observations
telles que celle du Dʳ John Foster (1), dans laquelle il est
dit « le malade fut soumis à l'influence du protoxyde d'a-
zote et de l'éther » ; celle du Dʳ Teevan (2), dans laquelle
il est noté que le malade fut éthérisé. Mais c'est surtout
sir Henry Thompson qui eut le mérite de recommander
l'anesthésie dans la pratique de la lithotritie. Sa manière
de faire est nettement exposée dans une leçon clinique de
l'auteur, parue en 1876 (3).

Parlant de la cystite calculeuse, « dans ces cas, dit–il,
je soumets le malade à l'éthérisation. Je broie à mon aise
les fragments les plus larges et les plus acérés, et j'aspire
les débris avec l'appareil de M. Clover. Six heures après
l'opération, l'urine est beaucoup plus claire ; le muco-pus
a presque disparu, et le malade se retrouve dans un état
général meilleur... Cette pratique d'interventions répétées
dans les cas de cystite calculeuse est sans aucun doute
facilitée par les récents progrès de l'anesthésie. Je n'ai ja—

---

(1) Dʳ John Foster. Cas intéressant de calculs vésicaux, traitement
par les injections vésicales et la lithotritie. The Lancet, 1874, t. II,
p. 515.

(2) Dʳ Teevan. Calcul vésical, lithotritie, guérison. The Lancet, 1877,
t. II, p. 765.

(3) Henry Thompson. Leçon clinique sur quelques points importants relatifs à la pratique de la lithotritie. The Lancet, 8 janvier
1876.

mais été, vous le savez bien, très disposé à employer le chloroforme, et je m'en dispensais lorsque faire se pouvait. Mais, en présence d'une méthode améliorée, j'applique l'anesthésie beaucoup plus volontiers qu'autrefois. Je donne donc la préférence à la façon de faire de M. Clover, qui emploie d'abord le protoxyde d'azote pendant environ trente secondes, et poursuit l'anesthésie avec l'éther... Partant, je fais des séances de lithotritie plus longues que je ne le faisais lorsque le malade était éveillé. »

Ainsi donc, rien dans la méthode de M. Bigelow, ni l'emploi des aspirateurs, ni l'usage des anesthésiques appliqué à la lithotritie, n'est absolument nouveau. Si nous avons rappelé les faits qui précédent, ce n'est pas que nous voulions amoindrir en quoi que ce soit le mérite du professeur de Boston, pour les travaux duquel, nous l'avons dit en commençant, nous professons la plus sincère admiration. Mais il est curieux, ici comme en maintes circonstances, d'étudier la marche de l'esprit humain qui n'arrive jamais d'emblée, mais seulement après de longs tâtonnements à la découverte de la vérité. Il est surtout curieux et instructif de nous demander pourquoi les diverses tentatives qui ont précédé l'apparition de la méthode américaine ont échoué, ou du moins n'ont pas donné tous les résultats qu'on en pouvait attendre. Il y a pour cela deux raisons : la première, c'est que le calibre des instruments employés pour l'évacuation était insuffisant ; la seconde, c'est qu'on redoutait avant tout la prolongation des séances, que, suivant le conseil de Civiale, on s'appliquait à rendre aussi courtes que possible. Tous les instruments évacuateurs, si bien compris qu'ils fussent, ne pouvaient, grâce à leur calibre insuffisant, livrer passage qu'à de fins débris. Pour les rendre utiles, il eût fallu pousser jusqu'à ses dernières limites le broiement ; mais l'irritabilité de la vessie s'opposait à la prolongation des manœuvres. On comptait les

minutes, presque les secondes ; et quand le broiement avait
duré deux, trois, et jusqu'à cinq minutes pour les opérateurs les plus hardis, vite on retirait l'instrument de la
vessie. Sans doute le chloroforme eût pu masquer la souf-
france vésicale et permettre de prolonger les séances ;
mais, par là même, il était dangereux, puisque cette irritabilité de la vessie devait imposer une limite à la durée de
l'opération.

Toutes les tentatives que nous avons énumérées étaient
donc abandonnées, ou constituaient tout au plus des procédés d'exception. Les séances courtes, sans chloroforme,
l'évacuation des fragments abandonnée aux seules contractions vésicales, telles étaient les règles généralement
acceptées. La durée des séances se comptait par minutes ;
la nouvelle opération les prolonge pendant deux et trois
heures ! On peut donc dire que, malgré les recherches qui
l'ont précédée, la méthode de M. Bigelow constitue véritablement une innovation hardie. Elle eut rapidement à
ce titre tout le succès qu'elle méritait. En Amérique, tout
d'abord, l'opération de Bigelow fut répétée par MM. Curtis,
Porter, Keyes et Warren. Bientôt elle fut adoptée en Angleterre par M. Thompson ; en France, par M. Guyon,
mais non sans subir de la part de ces derniers chirurgiens,
d'importantes modifications. Nous nous contenterons d'indiquer pour le moment le fait, devant y revenir longuement
plus tard, quand nous traiterons des instruments et du
manuel opératoire.

Au Congrès international de Londres, en 1881, la lithotritie rapide sortit triomphante de la discussion, et si les
divers chirurgiens qui prirent la parole n'admirent pas
l'opération de M. Bigelow dans tous ses détails, du moins
le principe en fut-il généralement accepté.

En France, M. Guyon fit, au mois de mars et d'avril 1881,
une série de leçons cliniques dans lesquelles il expose la

nouvelle méthode et les modifications qu'il y a apportées.
Déjà, en 1880, il avait inspiré la thèse de M. Coutinho, sur
l'Évacuation des fragments après la lithotritie. Viennent
ensuite une revue critique de M. Rousseau, parue dans les
Archives de médecine de février 1881, et un court chapitre
des maladies des voies urinaires de MM. Voillemier et
Le Dentu. Enfin, une leçon clinique de sir Henry Thompson,
publiée par M. Lebec, en février 1882, dans les *Archives de
médecine*: la traduction dans la *Revue de chirurgie* (avril
1882), d'un article de Bigelow (1); un travail de M. Reliquet, paru en mars 1882 (2), travail que l'auteur complète
par deux articles de la *Gazette des hôpitaux*, de la même
année (n°s 56 et 57), nous conduisent à l'importante thèse
de notre ami le Dr Desnos, dans laquelle la question est
soigneusement étudiée, et la méthode de M. Guyon exposée dans les plus minutieux détails. Depuis lors, nous
avons peu de travaux à citer. L'étude que M. Desnos a fait
paraître dans la *Revue de chirurgie* (3), sur la Lithotritie
à séances prolongées, n'est que le résumé de sa thèse. Le
Dr Bigelow a publié, au mois de janvier de cette année,
dans le *Boston médical*, un article sur une modification
nouvelle de son aspirateur (4). Aux mois de février et de
mars 1883, MM. Guyon et Desnos ont donné, dans les
Annales des maladies des organes génito-urinaires, une
étude sur l'aspiration des fragments après la lithotritie (5),

(1) Remarques sur la lithotritie moderne, par Henry Bigelow. Revue
de chirurgie, avril 1882.

(2) Reliquet. De la lithotritie rapide, Paris, 1882.

(3) Desnos. De la lithotritie à séances prolongées. In Revue de chirurgie, novembre et décembre 1882.

(4) H. Bigelow. A simplified evacuator for litholapaxy. In the Boston
medical and surgical Journal, 11 january 1883.

(5) De l'aspiration des fragments après la lithotritie, par M. le professeur Guyon et M. le Dr Desnos. In Annales des maladies des organes
génito-urinaires, février et mars 1883.

Signalons enfin les dernières éditions des ouvrages de Sir Henry Thompson, parues cette année même, qui nous fournissent les détails les plus récents sur les idées et la pratique de cet éminent chirurgien (1). Un court travail de Reginald Harrison (2), qui vient de paraître, renferme sur la lithotritie rapide des conseils judicieux et d'intéressantes observations. Disons en terminant que, ces jours derniers, le Dr Delefosse a publié dans *l'Union médicale* (3), un article qui, comme ceux de Reliquet, qui l'ont précédé, nous semble une tentative malheureuse contre les principes mêmes de la lithotritie moderne.

Nous bornons là ce rapide aperçu historique que les développements dans lesquels nous allons entrer, et l'index bibliographique annexé à notre thèse permettront de compléter. Il nous suffit, pour montrer que la lithotritie rapide est aujourd'hui généralement acceptée, et que, malgré les discussions auxquelles elle donne lieu, malgré les modifications de détail qu'elle a subies, elle constitue bien véritablement une méthode nouvelle, qui mérite le nom de méthode de Bigelow.

(1) Sir Henry Thompson. Clinical lectures on diseases of the urinary organs, 7e édition, avril 1883.

Du même. Diseases of the prostate, 1883.

(2) Reginald Harrison. Observations on lithotomy, lithotrity and the early détection of stone in the bladder, London, 1883.

(3) Delefosse. Quelques réflexions sur la lithotritie rapide. In Union médicale, 8 et 13 mai 1883.

CHAPITRE II.

EXAMEN DES PRINCIPES SUR LESQUELS REPOSE LA NOUVELLE
MÉTHODE.

1° Emploi de l'anesthésie chirurgicale et longue durée des séances.
— 2° Calibre de l'urèthre plus considérable qu'on ne l'a cru jusqu'ici, permettant l'emploi de tubes évacuateurs de grandes
dimensions.

Il nous semble que la meilleure manière de juger la nouvelle méthode, c'est de passer successivement en revue
chacun des principes sur lesquels elle repose. Ces principes
sont au nombre de trois : la prolongation des séances,
l'emploi de l'anesthésie chirurgicale, et enfin cette donnée,
que le calibre de l'urèthre est plus considérable qu'on ne
l'a cru jusqu'ici. Quand nous aurons examiné les principes
sur lesquels est fondée l'opération nouvelle, nous étudie-
rons les instruments proposés pour atteindre le but désiré:
l'évacuation complète de la vessie en une seule séance.

1° Emploi de l'anesthésie et longue durée des séances.

Il nous semble impossible de séparer ces deux questions,
tant elles sont étroitement liées l'une à l'autre. Tous les
chirurgiens sont d'accord aujourd'hui pour reconnaître
que l'emploi de l'anesthésie permet seul de faire des
séances assez prolongées pour débarrasser en une seule
fois la vessie. Emploi de l'anesthésie et prolongation des
séances, sont donc les deux termes d'une même question.

Aussi, la première chose que nous devions examiner tout d'abord, c'est si le principe de la longue durée des séances est bien fondé, si cette manière de faire est exempte d'inconvénients sérieux, et à quelles conditions elle peut être sans danger.

Avant l'apparition de la méthode de Bigelow, il était universellement admis que la vessie était d'une très grande irritabilité.

C'est à cette influence fâcheuse qu'étaient attribués les accidents, tels que frissons, cystites, néphrites, qui se montrent parfois à la suite de la lithotritie. Aussi, sous l'influence de Civiale, en était-on arrivé à réduire autant que possible la durée des séances. En effet, il suffit d'avoir assisté à des lithotrities faites par la méthode ancienne, sans le secours de l'anesthésie, pour savoir que très souvent, malgré les manœuvres les plus douces, des vessies qui, pendant une ou deux minutes, avaient parfaitement supporté l'opération, se révoltaient brusquement, chassaient entre les parois du canal et le lithotriteur le liquide qu'elles contenaient, en même temps que les malades s'agitaient et accusaient les plus vives souffrances. Nul doute que si l'on eût, dans un pareil moment, continué les manœuvres, on se serait exposé aux accidents les plus graves, pincement de la muqueuse, pendant les violentes contractions des parois, blessure de la vessie se contractant sur des fragments anguleux, éclosion d'une cystite traumatique intense. A cet égard donc, les conseils donnés par Civiale étaient empreints d'une grande sagesse. M. Bigelow prend pour ainsi dire la contre-partie du raisonnement précédent. Non, dit-il, la vessie n'est pas aussi irritable qu'on le prétend généralement ; et la preuve, c'est qu'elle supporte le plus souvent sans accidents la présence des fragments anguleux que, dans l'ancienne méthode, laisse après elle chaque séance de lithotritie. La preuve, c'est encore l'existence des calculs mûraux, dont les aspérités viennent s'imprimer douloureusement sur la muqueuse vésicale, et cela quelquefois pendant de longues années, causant au malade de cruelles souffrances, mais non des accidents mortels. Il invoque aussi les manœuvres quelquefois prolongées et assez brutales auxquelles le chirurgien se livre dans la taille, sans déterminer toujours de fâcheux accidents. Enfin M. Bigelow a fait mieux que d'établir par le raisonnement la tolérance de la vessie; il l'a démontrée par ses opérations qu'il a prolongées dans des limites inconnues jusqu'à lui. Le succès est venu justifier ses tentatives, et ce qui tout d'abord pouvait passer pour de la témérité, n'est plus qu'une heureuse hardiesse. Certaines lithotrities ont duré jusqu'à 3 heures trois quarts.

Ce sont là sans doute des exceptions rares; mais on ne compte plus aujourd'hui les cas dans lesquels les séances se sont prolongées une heure, une heure et demie, sans que le résultat fût pour cela moins favorable.

Ainsi donc, il n'est pas douteux que les séances ne puissent avoir une longue durée; mais à quelle condition?... A la condition expresse de supprimer la douleur, la révolte vésicale et ses conséquences, blessures de la muqueuse, hémorrhagies, cystite traumatique grave, etc.

Nous avions donc raison de le dire, sans anesthésie, point de séances prolongées; les deux principes sont intimement liés l'un à l'autre. Delà, pour nous, la nécessité de nous demander comment agit sur la vessie l'anesthésie générale, de rechercher quels sont ses avantages et ses inconvénients, pour arriver à déterminer exactement sa valeur.

Rappelons d'abord un fait bien connu de tous les chirurgiens : je veux parler de l'excitabilité persistante de la zone ano-génitale, bien au delà du moment nécessaire pour amener l'anesthésie générale.

On sait combien ce fait est marqué dans les opérations
sur l'anus ou sur le vagin, et l'on a même expliqué par les
doses énormes de chloroforme nécessaires pour amener
l'insensibilité, les accidents qui se sont montrés avec une
fréquence inquiétante dans les opérations de fissures à
l'anus; à tel point que certains chirurgiens ont renoncé
complètement à l'anesthésie dans les opérations dont nous
venons de parler. La vessie ne fait pas exception sous ce
rapport ; et ce n'est que longtemps après la disparition de
la sensibilité générale que la sensibilité de la muqueuse
est abolie. Dans son étude sur l'aspiration des fragments
après la lithotritie, M. Guyon note que souvent il a vu
persister la sensibilité vésicale longtemps après la complète abolition du réflexe palpébral. Dans sa thèse, M. Desnos rapporte quelques expériences faites sur les chiens,
qui confirment exactement ce que nous montre la clinique.
Delà, pour le chirurgien, la nécessité de pousser loin l'anesthésie, et de ne point commencer à opérer, avant que la
résolution musculaire ne soit complète. Même dans ces
conditions, il arrive encore que, pendant la durée de l'opération, la sensibilité vésicale se réveille.

Le fait est surtout fréquent lorsqu'une cystite intense
exagère l'irritabilité de la muqueuse. Aussi faut-il se com-
porter ici, comme dans tous les cas où les malades doivent
être tenus longtemps sous l'influence du chloroforme,
comme dans l'ovariotomie, par exemple. On sait que, dans
ces circonstances, si l'on a eu soin d'attendre que la résolution musculaire fût complète avant de commencer l'opération, on peut alors, avec de petites doses de chloroforme
administrées d'une façon intermittente, maintenir sans
danger les malades pendant un temps fort long dans le
sommeil chloroformique. Il n'y a rien là sans doute de particulier à la lithotritie ; mais l'observation de ce principe
nous semble ici d'un si grand intérêt, que nous avons cru

bon de le rappeler. Même en se conformant aux règles précédentes, il arrive qu'on voit la sensibilité vésicale se réveiller dans le cours de l'opération. Elle se manifeste alors, non par les cris du malade, dont l'anesthésie persiste assez pour qu'il ne puisse accuser ses sensations, mais sous la forme de contractions réflexes des parois. Ces contractions se montrent, soit comme conséquence de la sensibilité de la muqueuse vésicale excitée par les manœuvres du broiement, soit surtout comme conséquence de la distension de la vessie. Il faut en effet distinguer dans le réservoir vésical ces deux sortes de sensibilité au contact et à la distension. La première est tout à fait accidentelle, pathologique; il est possible, facile même de ne pas l'exciter. En effet, entre des mains habiles, les manœuvres du lithotriteur ne doivent pas être douloureuses. Il n'en est pas de même de la sensibilité à la distension, qui est, on peut le dire, la sensibilité propre à la muqueuse vésicale, celle qui préside, à l'état physiologique, à l'évacuation de l'organe. Du moment où il est nécessaire pendant l'opération d'injecter du liquide dans la vessie, il est beauconp plus difficile de respecter cette sensibilité à la distension. Si l'anesthésie n'est pas complète, si l'injection est poussée avec trop de force, si elle est un peu trop abondante, on voit souvent la vessie se contracter.

Comme on le comprend aisément, c'est surtout pendant les manœuvres de l'aspiration que ces contractions sont à redouter. Il est d'autant plus important de les éviter en ce moment que l'inertie absolue de la vessie est nécessaire à la marche favorable de l'aspiration. Que si, en effet, la vessie vient à se contracter à l'instant où l'aspiration projette l'eau dans son intérieur, ses contractions s'opposent à la pénétration d'une quantité de liquide suffisante.

Pendant le second temps, au moment de l'expansion de l'aspirateur, alors que le liquide est attiré au dehors, la contraction de la vessie n'aurait aussi que des inconvénients, car la muqueuse viendrait s'appliquer sur l'orifice de la sonde et s'opposerait à la pénétration des fragments dans son intérieur. Nous dirons donc, avec M. Guyon, que, pendant l'aspiration, la vessie doit se laisser faire. C'est surtout alors que l'anesthésie devra être bien complète, parce que c'est cette manœuvre qui expose le plus à réveiller la sensibilité vésicale, dans un moment où sa suppression est plus que jamais nécessaire.

Ajoutons, en terminant, que la contractilité de la vessie est, jusqu'à un certain point, indépendante des contractions générales du sujet. Il arrive souvent que le malade n'étant pas bien complètement endormi, s'agite, sans que pour cela les contractions de la vessie gênent les manœuvres du broiement ou de l'aspiration. De même encore, pendant les vomissements, sans doute sous l'influence des efforts, la vessie tout entière est soulevée, mais elle ne change point de forme, elle ne se contracte pas.

Telles sont les considérations qui nous semblent les plus importantes à retenir au sujet de l'anesthésie générale appliquée à la lithotritie. On peut dire que ses avantages sont énormes, puisqu'elle rend beaucoup plus faciles les manœuvres du broiement et de l'aspiration, et permet à la vessie de supporter pendant un temps fort long des opérations, qui, sans elle, ne seraient certainement pas tolérées. Elle diminue par suite la tendance aux accidents ultérieurs, et M. Guyon pense que le chloroforme met les malades à l'abri des accidents fébriles (1). Auprès de ces avantages, l'anesthésie a-t-elle donc des inconvénients ?

---

(1) Guyon. Leçons cliniques sur les maladies des voies urinaires, p. 954 et suivantes.

On a dit que supprimer la sensibilité de la muqueuse vésicale, loin d'être un avantage, constituait, en réalité, un
danger. Pendant l'anesthésie, le chirurgien ne serait pas
averti par les sensations du malade de ce que ses manœuvres peuvent avoir de trop brutal et de dangereux. Si l'objection n'est pas neuve, la réponse y a été faite aussi depuis
longtemps. Non, la sensibilité de la vessie ne doit pas servir
de guide au chirurgien qui pratique la lithotritie; que si
ses manœuvres la mettent en éveil, il est déjà trop tard;
le mal est fait; ce n'est donc point la sensibilité vésicale
qu'il faut interroger; il est d'autres moyens à employer,
d'autres précautions à prendre pour éviter de blesser les
parois de la vessie. Ce n'est pas le moment de les indiquer
ici; nous y reviendrons plus tard, en traitant du manuel
opératoire.

*2° Calibre de l'urèthre plus considérable qu'on ne l'a cru jus-
qu'ici, permettant l'emploi de tubes évacuateurs de grandes
dimensions.*

Ce n'est point à M. Bigelow, mais bien à Otis (1) que revient le mérite d'avoir établi ce second principe sur lequel
est fondée la lithotritie moderne avec évacuation immé-
diate des fragments.

On sait quelles étaient, il y a quelques années, en
France particulièrement, les opinions des chirurgiens et
des anatomistes à cet égard. Les évaluations les plus éle-
·vées ne portaient guère le diamètre de l'urèthre dans ses
points les plus larges au delà de 8 millimètres. Otis conclut, au contraire, de ses recherches, que le calibre normal du canal répond au n° 33 de la filière Charrière, c'est-

______

(1) Otis. Stricture of the male urethra, its radical cure, 1878.

à-dire qu'il a 11 millimètres de diamètre, sauf au niveau du méat dont le calibre ne dépasse pas le n° 24. De là, la nécessité d'une petite opération préliminaire, le débridement du méat, qui, d'après tous les chirurgiens qui ont l'habitude de la lithotritie, MM. Guyon, Thompson et Bigelow, ne présente point de gravité. Si nous avons pu rapporter ailleurs (1) un cas d'infection purulente, consécutive à cette opération habituellement inoffensive, cela prouve seulement que la plus petite incision ne saurait être indifférente dans un milieu infecté.

Dans cette question de la largeur de l'urèthre, il faut d'ailleurs distinguer, comme l'établit M. Guyon dans ses *Leçons cliniques*, le calibre normal du canal et le calibre artificiel qu'on peut lui donner par la dilatation. C'est ce dernier qui intéresse surtout le chirurgien. Or, les recherches de M. Guyon viennent, à cet égard, confirmer celles d'Otis, et nous permettent d'établir que, dans un urèthre sain, la dilatation atteindra facilement 9 à 10 millimètres, et rendra possible le passage d'instruments des n° 28 à 30. Ici, du reste, comme pour la longue durée des séances, nous pouvons ajouter que la pratique de la lithotritie moderne s'est chargée elle-même de démontrer la possibilité d'introduire dans l'urèthre des instruments beaucoup plus volumineux que ceux jusqu'ici en usage.

En résumé donc, l'examen des différents principes sur lesquels s'appuie la méthode de M. Bigelow nous montre qu'ils sont tous bien fondés. Oui, il y a avantage à débarrasser en une seule fois la vessie des fragments calculeux. Grâce à l'anesthésie, la muqueuse vésicale supporte sans inconvénients la prolongation des séances, et le calibre de l'urèthre permet l'introduction de tubes assez larges pour

(1) Kirmisson. Des opérations préliminaires en général. Thèse de doct., 1879.

faire d'une manière complète l'évacuation. C'est, croyons-nous, la justesse des idées sur lesquelles est basée la méthode de M. Bigelow qui a fait sa fortune, bien plus que les nouveaux instruments qu'il a proposés pour atteindre son but, instruments que nous allons maintenant examiner.

CHAPITRE III.

La nouvelle méthode comprend deux manœuvres distinctes : le broiement, l'évacuation des fragments. De là,
deux sortes d'instruments à étudier : les lithotriteurs, les
appareils d'évacuation, aspirateurs et tubes évacuateurs.

1° Des lithotriteurs.

Voulant broyer le plus rapidement possible, et s'adresser
à des calculs durs et volumineux, M. Bigelow a fait construire des lithotriteurs très puissants. Les uns sont à
mors fenêtrés, les autres à mors pleins ; la branche mâle
y présente des dents coupées obliquement, disposées de
manière à rejeter les débris dans la vessie, et à s'opposer
à l'engorgement de l'instrument. D'autres modifications
ont trait au manche et au mode de fermeture de l'instrument ; nous n'entrerons pas ici dans la description complète de ces instruments très ingénieux, pour laquelle nous
renvoyons le lecteur à l'article de la Revue de chirurgie
dont nous avons déjà parlé (1). Ce qui caractérise surtout
les lithotriteurs de M. Bigelow, c'est leur gros volume et
la longueur de leurs mors. Mais il s'en faut de beaucoup
que cette puissance considérable de l'instrument soit tou-

(1) Henry J. Bigelow. Remarques sur la lithotritie moderne, Revue de
chirurgie, 10 avril 1882.

jours favorable au but qu'on se propose. Plus l'instrument est volumineux, plus surtout ses mors ont de longueur, et moins on a de facilité à le manœuvrer dans l'intérieur de la vessie. On s'en assure en comptant le nombre des prises que fait en une minute un même opérateur, suivant qu'il se sert de telle ou telle variété d'instrument. Ce nombre est toujours plus considérable avec les instruments les plus délicats. Aussi la plupart des chirurgiens n'ont-ils pas adopté les puissants instruments de M. Bigelow.

Nous pouvons citer à cet égard MM. Guyon, Reliquet, Thompson, Keyes, Harrisson, etc. Pour M. Guyon, comme pour sir Henry Thompson, c'est toujours un principe vrai dans la pratique de la lithotritie que d'employer des instruments aussi délicats que possible. Néanmoins la nouvelle méthode a exercé une influence incontestable sur le choix des lithotriteurs. Du moment où l'on s'attaque à des pierres plus dures et plus volumineuses, on fait souvent usage d'instruments plus puissants qu'autrefois. On se sert fréquemment de lithotriteurs à mors fenêtrés; plus souvent aussi on a recours à la percussion. Dans la plupart des cas, M. Guyon emploie un lithotriteur n° 2, à mors fenêtrés, du modèle de M. Reliquet (1); pour les petits calculs, le n° 1 suffit; exceptionnellement on aura recours au n° 3. M. Thompson nous dit aussi que, depuis qu'il pratique la lithotritie rapide, il fait le plus souvent usage de mors fenêtrés. Dans une communication qu'il a bien voulu nous faire, le D' Keyes, de New-York, nous dit qu'il emploie toujours son lithotriteur à mors fenêtrés. On comprend facilement d'ailleurs, sans que nous ayons besoin d'y insister, que, dans chaque cas particulier, le choix de l'instrument sera basé sur le volume et sur la consistance

(1) Voyez la description et les figures de cet instrument dans Reliquet, De la lithotritie rapide, Paris, 1882.

probable du calcul qu'il s'agit de broyer. Une autre circonstance doit intervenir dans la détermination du chirurgien à cet égard; c'est la plus ou moins grande facilité d'introduction de l'instrument.

Souvent un lithotriteur à mors longs passera plus aisément à travers une prostate hypertrophiée qu'un instrument à mors courts. Sous ce rapport, les lithotriteurs de M. Bigelow présentent quelquefois un sérieux avantage, au point de vue de leur facilité d'introduction.

2° Des appareils évacuateurs. — Tubes évacuateurs.
Aspirateurs.

Si la nouvelle méthode n'a introduit que peu de modifications dans les instruments de broiement, en revanche, les appareils évacuateurs lui appartiennent pour ainsi dire tout entiers, puisque, nous l'avons vu, leur emploi était jusqu'alors presque entièrement délaissé. C'est donc là de beaucoup la partie la plus importante de l'appareil instrumental moderne. Elle a singulièrement exercé l'ingéniosité des chirurgiens. Aussi aurons-nous à examiner un très grand nombre d'instruments.

Quels qu'ils soient, ils présentent tous à étudier deux parties distinctes, le tube évacuateur, l'appareil d'aspiration.

a. *Des tubes évacuateurs.* — Pour M. Bigelow, le gros volume des tubes évacuateurs est un des points les plus importants de la nouvelle méthode. Les siens vont du n° 25 au n° 31 de la filière Charrière. Ils sont de deux formes, les uns droits, les autres courbes, portant dans leur concavité une large ouverture unguiforme, qui siége à quelque distance de l'extrémité libre de l'instrument. Selon lui, les tubes droits sont plus favorables pour l'aspiration. Ils sont moins sujets que les autres à être obturés par les fragments. Mais la question de l'évacuation vésicale n'est pas une simple question mécanique. Les instruments ne doivent pas être examinés seulement au point de vue de leur valeur pour l'évacuation. Ils doivent encore être étudiés sous le rapport de leur plus ou moins grande facilité d'introduction. Tout en admettant que le calibre de l'urèthre est supérieur à ce qu'on pensait autrefois, il n'en est pas moins vrai que l'introduction des tubes volumineux, surtout lorsqu'ils sont droits, n'est pas sans présenter de grandes difficultés, et même de véritables dangers. Elle expose aux lésions profondes du canal, qui, de l'avis de tous les auteurs, sont les plus graves accidents qu'on ait à redouter. D'ailleurs, il est bien des malades chez lesquels une pareille dilatation ne saurait être obtenue, et qui, dès lors, seraient privés des bienfaits de la lithotritie, si le volume des tubes évacuateurs devait nécessairement atteindre les plus grandes dimensions indiquées par M. Bigelow. Un tube évacuateur du n° 25 ou 26 sera toujours suffisant, et, dans certains cas même, la vessie a pu être entièrement débarrassée en une seule séance à l'aide d'un tube du n° 24, ou plus petit encore.

Les tubes évacuateurs ne doivent pas être étudiés seulement au point de vue de leur volume, mais aussi sous le rapport de leur forme. Bien que les tubes droits présentent des avantages au point de vue de l'évacuation des fragments, leur introduction ne laisse pas que d'être difficile. M. Bigelow lui-même l'a compris, en adoptant, auprès de ses tubes droits, des tubes évacuateurs légèrement courbes.

On trouvera, dans la thèse de M. Desnos, les résultats de plusieurs séries d'expériences auxquelles s'est livré l'auteur sur la valeur comparative des sondes au point de vue de l'évacuation. Il a cherché combien il fallait de pres-

sions faites sur l'aspirateur pour extraire avec les différents modèles de sonde un même volume de fragments.
Les résultats de ces expériences faites sur le cadavre, ou
dans des vessies artificielles, ne sont pas très nets. L'auteur conclut en faveur de la sonde à grande courbure, mu-
nie, sur ses parties latérales, de deux larges orifices, et dite
sonde de Leroy d'Etiolles ou de Pasquier. C'était le modèle qu'employait M. Guyon, au moment où paraissait le
travail de M. Desnos; c'est aussi celui qui est conseillé
par M. Reliquet.

Dans leur mémoire sur l'aspiration des fragments après
la lithotritie, MM. Guyon et Desnos sont revenus sur cette
question. Ils examinent les tubes évacuateurs, au double
point de vue de leur forme et des orifices qu'ils présentent.
En effet, la forme des ouvertures n'est pas indifférente :
un orifice échancré, unguiforme, à bord inférieur évasé,
comme dans les sondes de Bigelow et de Thompson, est
bien disposé pour recevoir les gros fragments, qui ne ren-
contrent pas d'arête sur laquelle ils pourraient butter.
Mais la force aspiratrice s'exerce sur un seul point, ce qui
explique comment le sable et les menus débris sont moins
rapidement entraînés. Avec une sonde à deux yeux, allongés suivant l'axe de l'instrument, le remous du liquide est
complètement assuré, et l'aspiration s'exerce bien. Cette
disposition est surtout avantageuse, quand il s'agit de dis-
séminer la force aspiratrice, et d'extraire de la poussière
et de fins débris plutôt que de gros fragments.

Quant à la forme de l'instrument, les tubes droits
ont l'avantage de ne pas être obturés par les fragments ; la
sonde à grande courbure, au contraire, est facilement oblitérée. Aussi M. Guyon y a-t-il renoncé, et actuellement
il donne la préférence aux sondes à petite courbure, mu-
nies, sur les parties latérales, de deux orifices, allongés
suivant l'axe de l'instrument, et dont le plus petit diamètre

atteint presque les trois quarts du calibre intérieur. La courbure de ces sondes évacuatrices est mesurée sur l'angle que font avec la tige les mors d'un lithotriteur n° 2. Leur calibre répond au n° 25 de la filière Charrière.

La sonde de M. Thompson est également à petite courbure. Elle diffère de celle de M. Guyon, en ce qu'au lieu de présenter sur ses parties latérales deux orifices, elle n'a qu'une large ouverture, située dans sa concavité, comme celle de M. Bigelow. Harrisson conseille également d'une façon générale l'emploi de tubes évacuateurs courbes ; ce n'est que si les fragments ne s'échappent pas librement, quand, d'ailleurs, il les juge suffisamment broyés, qu'il se sert du tube droit.

Comme les auteurs que nous venons de citer, Keyes reconnaît la supériorité du tube droit au point de vue de l'évacuation ; mais il ajoute qu'une sonde courbe est plus facile à introduire. Aussi, dans la Lancet du 14 avril de cette année, fait-il connaître une modification destinée à transformer une sonde droite en sonde courbe au moment de son introduction. Pour cela, Keyes ajoute au tube droit un autre tube intérieur terminé par un embout en caoutchouc durci et présentant la courbure désirée. Cet embout est introduit et retiré à l'aide d'un mandrin. De son côté, le professeur Corradi, de Florence, a poursuivi le même but, transformer un tube droit en tube courbe pour faciliter son introduction, et il l'a réalisé d'une façon très ingénieuse. Dans sa sonde évacuatrice droite (voyez pl. IV), il introduit une tige dont l'extrémité vésicale est mobile et articulée, comme dans l'instrument de Leroy d'Etiolles pour l'extraction des corps étrangers de l'urèthre. Au moment de l'introduction, on peut donner à l'extrémité de la tige l'inclinaison que l'on désire, puis on la ramène dans l'axe de la sonde, et on la retire aisément. Le tube droit de Corradi présente à son extrémité deux ori-

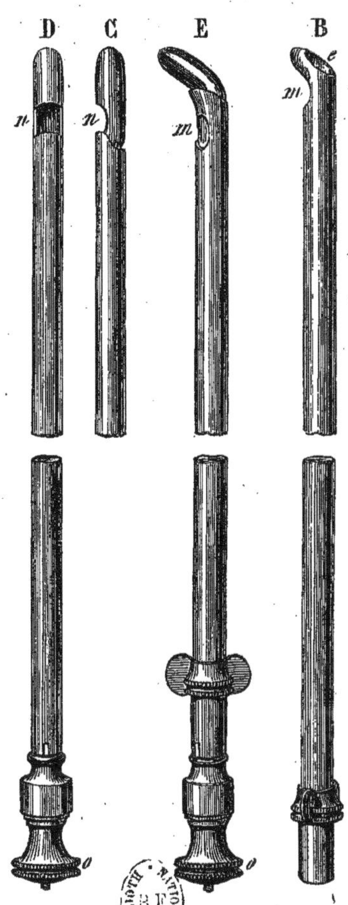

Sondes évacuatrices du professeur Corradi.

B. — Sonde percée de deux yeux *m* et *e* à son extrémité.

C, D. — Tige qui pénètre dans la sonde B. Cette tige a une extrémité mobile et articulée en *n*, et mise en mouvement par une vis de rappel *o*, comme dans l'instrument de Leroy d'Étiolles pour les corps étrangers de l'urèthre.

E. — L'instrument monté en offrant la courbure de la sonde de Mercier.

fices, dans le but de s'opposer à son obturation par les fragments, et à l'aspiration de la muqueuse vésicale.

Jusqu'ici, dans cette étude des tubes évacuateurs, nous n'avons pas parlé des sondes à double courant, autrefois seules mises en usage. *A priori*, il est permis de supposer, d'après les détails de construction de l'instrument, qu'il est inférieur aux sondes que nous venons de passer en revue. C'est ce que montre l'expérimentation. Notre ami, M. Desnos, a bien voulu nous communiquer les résultats encore inédits d'expériences qu'il a faites à cet égard, soit sur le cadavre, soit dans des vessies artificielles. Il en résulte qu'une sonde à double courant ne peut être d'un calibre suffisant pour permettre une bonne évacuation. Le conduit d'aller doit avoir un calibre au moins égal au quart du diamètre total de la sonde ; ce qui, déduction faite de l'épaisseur des parois, ne laisse au conduit de retour que deux tiers du diamètre total de l'instrument.

Le courant d'aller soulève bien les fragments ; mais on n'obtient pas un bon courant de sortie ; grâce à l'élasticité de la vessie, le liquide s'écoule d'une façon continue, et les fragments se déposent au fond du réservoir vésical.

Des poussières très ténues sont assez facilement entraînées, quand on change à chaque instant la position de la sonde dans la vessie ; mais le courant de sortie est insuffisant pour entraîner un fragment un peu volumineux de l'œil au pavillon de la sonde.

En résumé, les sondes à double courant ne méritent pas d'être employées. Sans rejeter d'une manière absolue les tubes évacuateurs droits, nous pouvons dire que les sondes à petite courbure sont préférables, comme fonctionnant bien, et étant plus faciles à introduire. Que si l'on tient cependant à se servir d'un tube droit, il y aura avantage à le transformer en tube courbe au moment de l'introduction, par l'un des procédés ingénieux indiqués par

M. Keyes et Corradi. Enfin, dans le cas de difficultés très grandes du cathétérisme résultant de l'hypertrophie de la prostate, les sondes à grande courbure retrouvent leurs avantages, au point de vue de la facilité plus grande de l'introduction. Faisons remarquer, en terminant, que cette question des tubes évacuateurs a une importance beaucoup plus considérable que celle qu'on serait disposé peut-être à lui accorder tout d'abord. Ils ne constituent pas seulement une partie de l'appareil d'évacuation, une annexe des aspirateurs ; mais, à l'aide des grands lavages avec la seringue, ils peuvent servir seuls et sans aspiration, à entraîner une bonne partie des débris calculeux. C'est là, du reste, un point sur lequel nous devrons revenir en parlant du manuel opératoire.

b. *Des aspirateurs.* — Déjà, à propos de l'historique, nous avons indiqué les aspirateurs mis en usage avant l'apparition de la méthode de M. Bigelow. Nous avons seulement à examiner ici les appareils construits en vue de l'application de la nouvelle méthode.

L'appareil primitif de M. Bigelow (voyez pl. V), se compose d'une poire en caoutchouc à laquelle est relié un tube de verre destiné à recevoir les fragments ; d'autre part, un tube de caoutchouc réunit la poire à la sonde évacuatrice. Des critiques nombreuses ont été adressées à l'aspirateur ainsi construit.

Le tube en caoutchouc reliant la sonde au ballon aspirateur peut se replier ; sa longueur diminue la force du courant à l'aller ; au retour, les fragments peuvent s'arrêter dans un si long parcours. Depuis lors, l'auteur a imaginé un très grand nombre de modifications. Elles sont exposées dans un article publié par lui dans la *Lancet* sous le titre de: Remarques sur la lithotritie moderne, article traduit dans la *Revue de chirurgie*, et que nous avons déjà

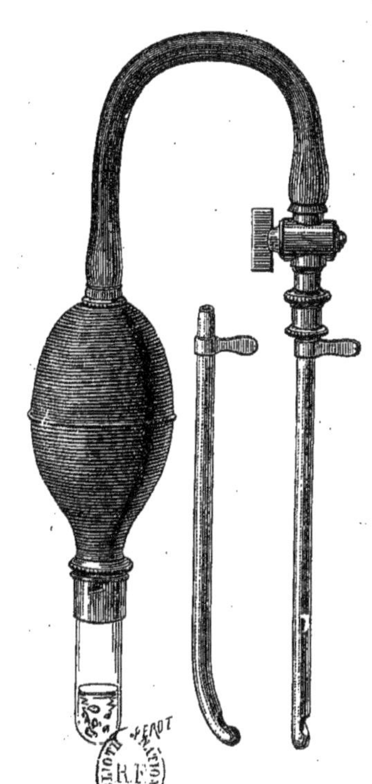

Aspirateur de Bigelow (modèle primitif).

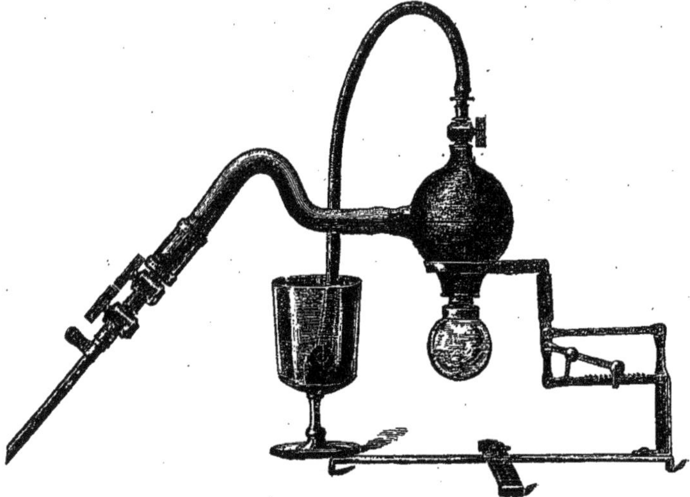

FIG. 1.

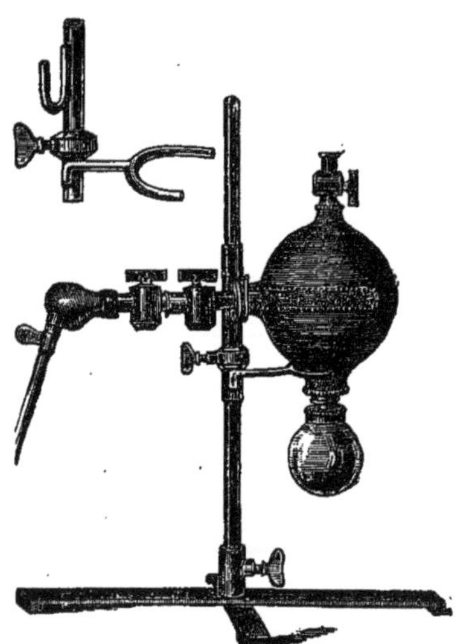

FIG II. — Modèles intermédiaires de l'aspirateur de Bigelow.

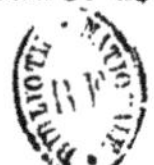

plusieurs fois cité (1). Il se préoccupe surtout d'empêcher le retour des fragments dans la vessie, quand ils ont été une fois aspirés. Il commence par établir que c'est de la poire que les fragments retournent dans la vessie, avant qu'ils soient déposés dans le récipient, et non pas des tubes. Il pense éviter cet inconvénient en adaptant à la tête du cathéter un cylindre de verre renfermant une petite sphère de caoutchouc qui repose sur une cuvette percée en pomme d'arrosoir. Cette petite balle en caoutchouc joue le rôle d'une véritable soupape qui vient fermer l'orifice du cathéter, au moment où le liquide est chassé dans la vessie. (Voyez pl. VI, fig. 1 et 2.) Le courant obligé de traverser les pores de la petite cuvette est filtré, et ne peut livrer passage à aucun fragment ; M. Bigelow attache à ce petit appareil une très grande importance, dans le mémoire que nous venons de citer ; et cependant nous allons voir tout à l'heure qu'il l'a maintenant abandonné. A l'exemple de M. Thompson, il a ajouté aussi à la partie supérieure de son aspirateur un robinet permettant soit d'introduire le liquide, soit de chasser les bulles d'air. Quant aux modifications qu'il a imprimées à la disposition de la poire et du tube récepteur, elles sont très nombreuses. Les figures annexées au travail auquel nous avons renvoyé le lecteur suffiront à en donner une bonne idée.

Sans cesse préoccupé d'améliorer ses instruments, M. Bigelow ne s'arrête pas dans cette voie. Nous trouvons dans le numéro du *Boston medical* du 11 janvier de cette année même, la description du dernier appareil adopté par l'auteur. C'est, nous dit-il, une modification de celui qu'il a décrit autrefois dans *The Lancet* du 24 septembre

(1) Voyez Revue de chirurgie, 10 avril 1882.

1881 (1), comme un évacuateur simplifié ; mais sans le support de l'instrument, qui n'est pas essentiel, et qui a été abandonné, parce que les opérateurs semblent préférer ne pas s'en servir.

Dans ce nouvel aspirateur (voyez pl. VII,) le cathéter est disposé pour entrer obliquement en haut dans une poire sphérique, et il est prolongé jusqu'au centre de la cavité par un tube, ouvert à son extrémité, et perforé sur ses côtés de trous nombreux, qui agissent comme un filtre. Le cathéter, le tube et la poire élastique sont en ligne droite. Cette disposition a, dit l'auteur, le grand avantage de ne pas dévier le courant, et aussi de ne pas diminuer sa force. Pendant l'aspiration, le courant entraînant les débris est attiré directement de la vessie à travers le tube, dans la partie la plus large de la poire, et les fragments, s'y dispersant retombent dans la direction du récepteur. Mais lorsque la poire est comprimée, la plus grande partie de l'eau retourne à travers les perforations latérales du tube, parce que leur aire est, dans leur ensemble, plus grande que l'orifice terminal, et parce qu'elles sont plus près du point où passe l'eau pour sortir de la poire. Au moyen de ce simple artifice, l'eau est filtrée, et le retour des fragments est pratiquement empêché.

Telle est la description que donne M. Bigelow de son dernier appareil, qui lui semble l'emporter par ses avantages sur les précédents. Il a donc renoncé à sa sphère en caoutchouc reposant sur une cuvette perforée, à laquelle il attachait autrefois une si grande importance. En adoptant la méthode nouvelle, les chirurgiens ont fait subir aux aspirateurs des modifications nombreuses. Nous signalerons ici comme les plus intéressantes celles qui ont été conseillées par MM. Thompson, Guyon et Corradi.

(1) C'est toujours l'article traduit dans la Revue de chirurgie du 10 avril 1882.

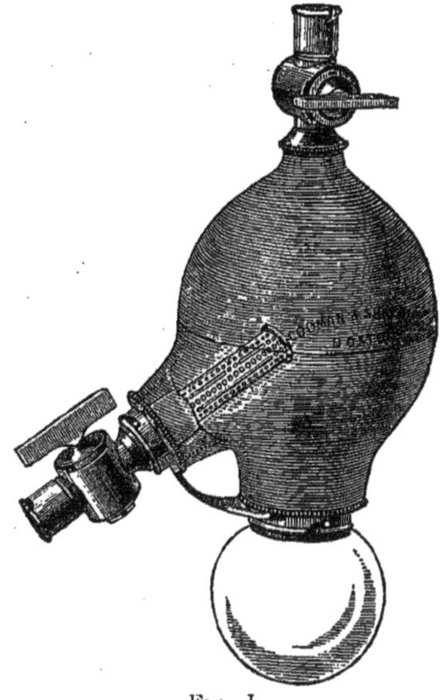

FIG. I.

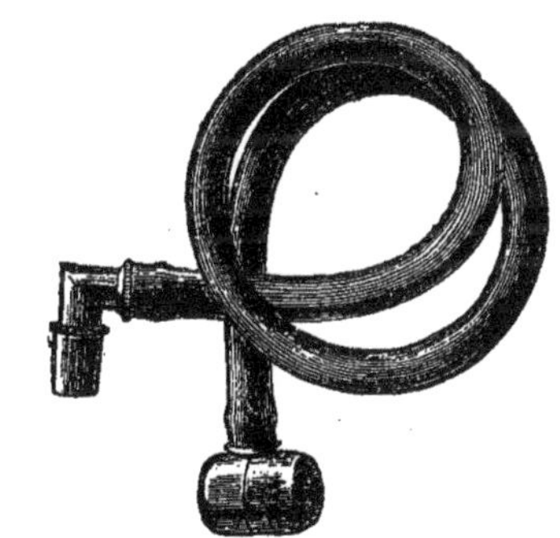

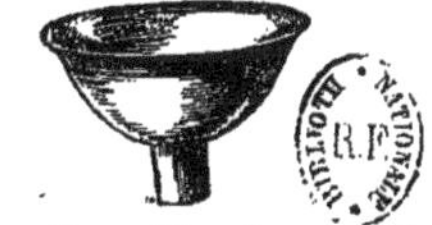

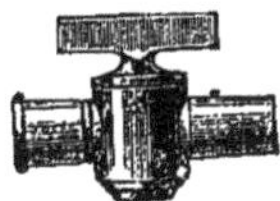

FIG. II. — Dernier modèle de l'aspirateur de Bigelow.

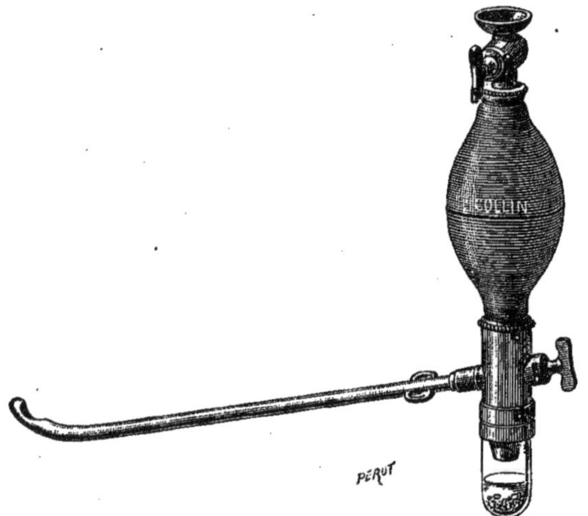

FIG. I. — Aspirateur de Thompson (1er modèle).

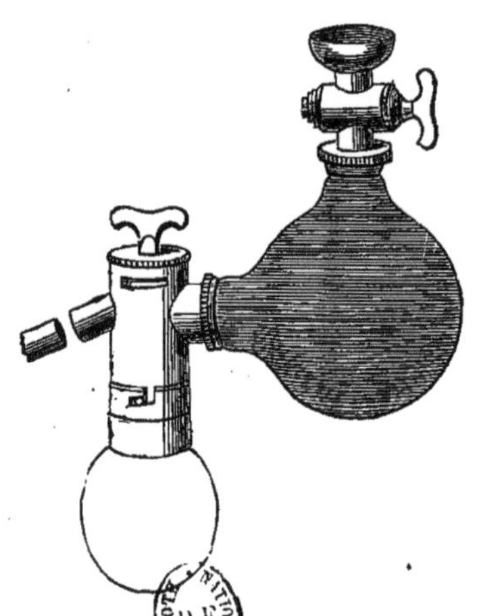

FIG. II. — Aspirateur de Thompson (2me modèle).

Le premier appareil de M. Thompson (voyez pl. VIII, fig. 1) se compose d'une poire en caoutchouc, à la partie inférieure de laquelle est adapté un petit récipient en verre pour recueillir les fragments. La partie supérieure porte un petit entonnoir muni d'un robinet qui sert à la fois à introduire l'eau et à expulser l'air, qui peut rester dans l'appareil. Ainsi construit, cet aspirateur est passible d'un grave reproche. Le courant se dirige vers le centre de la poire, amenant avec lui quelques-uns des fragments contenus dans le récipient en verre; et ceux-ci, pendant les pressions suivantes exercées sur la poire, peuvent être de nouveau chassés dans la vessie. De là, une nouvelle modification adoptée par M. Thompson. Dans ce second appareil (voyez pl. VIII, fig. 2), le ballon de verre récepteur est placé entre la sonde évacuatrice et la poire en caoutchouc. De cette façon le courant passe au-dessus du récipient sans y pénétrer. On est moins exposé à voir des débris s'introduire dans la poire, pour être, de là, chassés dans la vessie.

Enfin, dans la dernière édition de ses Leçons sur les maladies des organes urinaires (avril 1883), M. Thompson déclare qu'il affectionne beaucoup l'aspirateur de Clover, à la condition de lui faire subir quelques modifications. De ces changements, le premier a déjà été rapporté par lui dans *The Lancet* du 7 janvier 1882 (1). Il consiste à adapter à l'instrument de Clover un diverticulum de verre pour recevoir les fragments (voyez pl. IX, fig. 1). La seconde modification est indiquée pour la première fois par sir Henry Thompson dans sa dernière édition des Leçons sur les maladies des organes urinaires. Elle consiste à changer la forme de l'appareil récepteur en verre, qui, de cylindrique, est rendu ovale; à faire arriver le cathéter évacuateur obli-

(1) Traduit par Lebec dans les Archives de médecine de février 1882.

quement à la partie supérieure de ce récepteur, en plaçant
une tablette au-dessous pour empêcher les fragments
de s'élever du fond avec le courant. Enfin on pratique à la
partie inférieure de ce récepteur un orifice qu'on ferme
par un bouchon ordinaire pour le remplir et le vider. On
a ainsi, dit l'auteur, un appareil admirable et très simple
(voyez pl. IX, fig. 2 et 3). Il ne peut y avoir de régurgitation
des fragments, si l'on s'en sert convenablement; il n'y en a
que très peu autrement. «Pour la rendre complètement impossible, ajoute sir Henri Thompson, j'ai ajouté au fond
mon petit réservoir globuleux avec un robinet dans le tube
unissant pour couper toute communication entre l'aspirateur et ce réservoir où les débris tombent par leur propre
poids, et d'où ils ne peuvent s'échapper. Supposons qu'au
cours de l'opération les débris remplissent le globe ou à
peu près, on peut aisément le vider et le replacer de nouveau. De cette façon, une quantité illimitée de débris peut
être extraite, sans détacher l'aspirateur, mais en enlevant
seulement le réservoir globuleux. »

Tels sont les divers aspirateurs successivement proposés par sir Henry Thompson. De son côté, M. Guyon, pre-
nant pour point de départ le premier instrument imaginé
par l'auteur anglais, s'est proposé de lui faire subir un certain nombre de modifications propres à le perfectionner.
Deux détails de construction caractérisent surtout l'aspirateur de M. Guyon (voyez pl. X). Le premier, c'est l'inter-
position entre la poire de caoutchouc et le cylindre récepteur d'une toile métallique s'opposant à la pénétration des
fragments dans la poire, et à leur propulsion dans la vessie. La seconde modification consiste dans la disposition du
tube unissant l'aspirateur à la sonde évacuatrice. Au lieu
de se continuer en ligne droite avec la sonde, comme dans
l'aspirateur de Thompson, le tube, dans l'appareil de
M. Guyon, forme avec elle un angle droit; lui-même s'in-

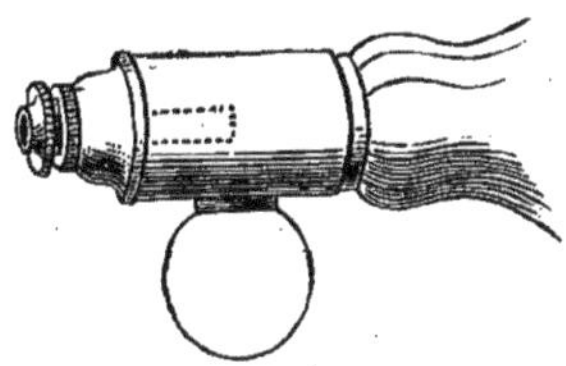

FIG. I. — Première modification de l'appareil de Clover (Thompson),

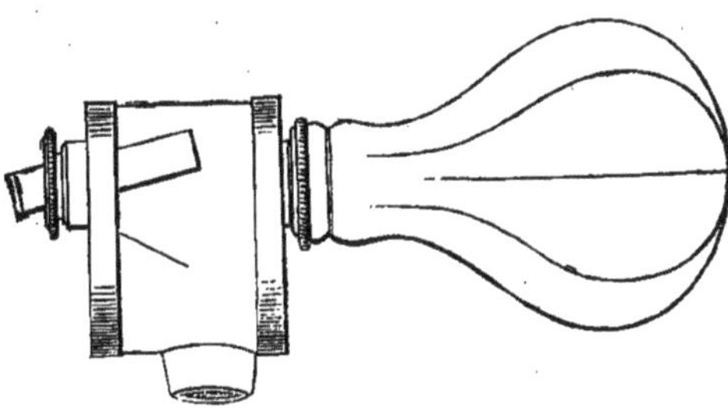

FIG. Ii

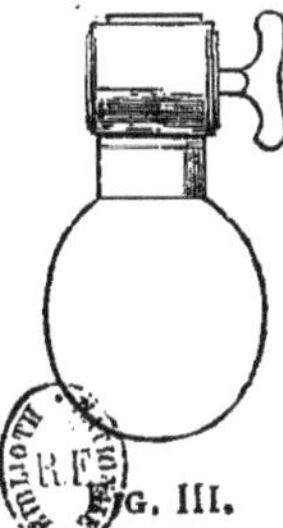

FIG. III.

FIG. II et III. — Seconde modification de l'appareil de Clover (Thompson).

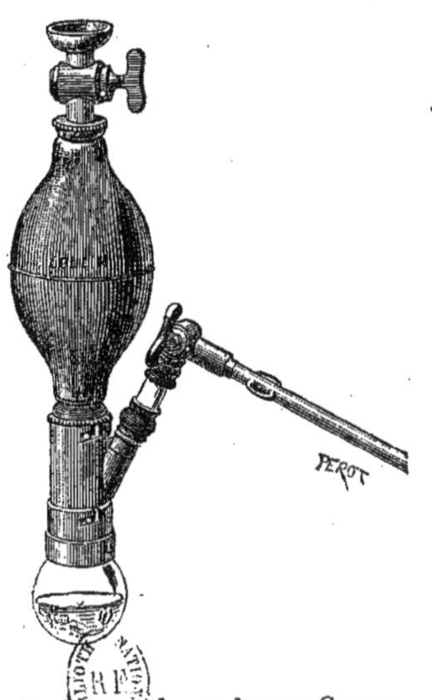

Aspirateur du professeur Guyon.

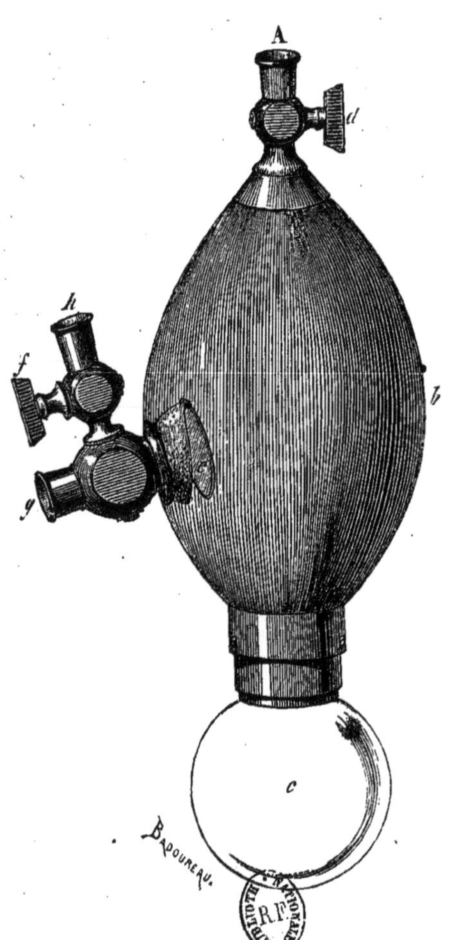

Aspirateur du professeur Cerraedi (de Florence).

sére à angle aigu sur l'aspirateur. Cette disposition, comme
la précédente, lutte avec succès contre le retour des fragments dans la vessie. Au moment ou l'on comprime la
poire, si les fragments sont soulevés par le courant, la direction ascendante du tube les fait retomber par leur propre poids dans le récipient de verre. Inversement, au moment de l'aspiration, si celle-ci est insuffisante pour con-
duire les fragments jusque dans le récipient, arrivés au
sommet du tube évacuateur, ils tombent alors par la seule
force de la pesanteur dans le ballon récepteur. Le tube reliant l'aspirateur à la sonde présente une autre disposition
intéressante ; il porte en un point de son trajet un index de
verre qui permet de contrôler le fonctionnement de l'appareil ; on peut, grâce à lui, s'assurer s'il passe encore des
fragments ; on peut de même être certain qu'aucun d'eux
n'est renvoyé dans la vessie. Cet index de verre est relié
aux parties voisines par deux petits manchons en caoutchouc, et cette disposition permet d'imprimer à la sonde
des mouvements de latéralité, sans déplacer le corps de
l'aspirateur. Du reste, cette mobilité de la sonde est encore
favorisée par un nouveau détail de construction réalisé
dernièrement par M. Colin, d'après les indications de
M. Guyon. La sonde, au lieu de s'unir d'une manière fixe
au tube de l'aspirateur, se continue avec lui à l'aide d'une
sorte d'articulation, qui lui permet des mouvements de rotation sur elle-même, inclinant son bec à droite ou à gauche
dans la vessie au gré de l'opérateur. On peut même, grâce
à ce mécanisme ingénieux, retourner complètement sur
elle-même la sonde, de façon à placer en arrière sa concavité, sans imprimer à l'aspirateur le moindre mouvement.

Signalons enfin l'aspirateur construit par le professeur
Corradi, de Florence (voyez pl. XI), qui, par ses princi-
pales dispositions, tient à la fois de celui de M. Guyon et
du dernier modèle de Bigelow. Comme dans l'aspirateur

du chirurgien de Boston, le tube évacuateur vient s'aboucher directement dans la poire de caoutchouc. Il s'y continue par un tube percé de nombreux orifices, dont l'ouverture dans l'appareil est fermée par une toile métallique semblable à celle de l'aspirateur de M. Guyon. Cette toile métallique joue le rôle d'une soupape pouvant alternativement se soulever et s'appliquer sur l'orifice du tube dans les divers temps de l'aspiration. Quand elle est fermée, le courant est obligé de traverser les orifices multiples dont est percé le tube ; de la sorte, il se trouve filtré, et le retour des fragments dans la vessie est rendu impossible. Un autre détail à noter dans cet appareil, c'est l'existence, au niveau du tube se continuant avec la sonde évacuatrice, de deux robinets, dont l'un établit la communication avec la vessie comme dans tous les appareils, tandis que l'autre (et c'est là le point spécial) permet d'injecter du liquide dans la vessie, sans qu'on soit obligé de détacher l'aspirateur.

Nous en avons fini avec l'exposé des divers appareils proposés pour l'aspiration des fragments. Nous est-il possible actuellement de faire un choix entre eux ? La chose nous semble difficile, et d'ailleurs elle ne nous paraît pas nécessaire. Sans doute chaque opérateur a ses préférences, et les modifications incessantes imprimées aux appareils montrent qu'on peut attendre tous les jours de nouveaux perfectionnements. Sans donc nous arrêter à tel ou tel appareil d'une façon définitive, il nous semble plus sage d'indiquer les conditions que doit remplir tout bon aspirateur. Nous trouvons des renseignements intéressants à cet égard dans l'article de MM. Guyon et Desnos sur l'aspiration des fragments après la lithotritie, article que nous avons déjà cité plusieurs fois. Il faut d'abord que la force d'aspiration soit suffisante pour entraîner rapidement une grande quantité de liquide et de fragments. Cette force ne

doit pas cependant dépasser certaines limites. Aussi les
appareils, comme celui de Nélaton, dans lequel le vide est
fait par un piston mû par une manivelle, doivent-ils être
repoussés comme dangereux. Une poire en caoutchouc suffit parfaitement comme moyen d'aspiration, mais à la condition qu'elle ait une paroi assez épaisse. Si elle est trop
mince, elle se laisse affaisser par les doigts qui la pressent,
et n'a pas l'élasticité nécessaire pour reprendre sa forme
primitive. La poire en caoutchouc présente encore cet
avantage, qu'avec elle on peut graduer à volonté l'aspiration, la faire plus ou moins rapide, plus ou moins longue,
suivant la manière dont on presse entre les doigts l'instrument. Une autre condition, c'est la situation de l'aspirateur par rapport à la vessie ; il ne faut pas qu'il se trouve
à une trop grande hauteur au-dessus du niveau de la vessie ; sans quoi, tout le poids de l'appareil chargé de liquide
presserait sur le réservoir vésical. Il est donc à désirer que
l'aspirateur se trouve, sinon au-dessous, du moins au
même niveau que la vessie. Enfin, condition très importante, qui a singulièrement exercé l'ingéniosité des inven-
teurs, les fragments aspirés ne doivent pas être refoulés
dans la vessie. Nous avons vu combien de modifications
ont été successivement proposées pour arriver à ce but.
Peut-être aucune d'elles n'est-elle capable de le remplir
d'une façon certaine. Mais, dans la pratique, si l'on manie
bien l'instrument, le résultat est atteint. Au point de vue
du bon fonctionnement de l'appareil, il est également
utile que le chemin à parcourir depuis l'œil de la sonde
jusqu'à l'aspirateur soit le plus court possible. La sonde
doit enfin pouvoir exécuter facilement des mouvements
variés, pendant que l'appareil est maintenu dans une situation invariablement verticale. Sous ce dernier rapport
l'aspirateur de M. Guyon possède bien évidemment
l'avantage sur tous les autres, à cause des dispositions que

nous avons énumérées plus haut, et qui toutes tendent à assurer à la sonde une mobilité indépendante de celle du reste de l'appareil. La grande inclinaison de son tube sur la poire en caoutchouc nous semble également lui donner l'avantage au point de vue du retour possible des fragments dans la vessie.

J'ajouterai que, d'après les renseignements que je tiens des personnes qui ont eu la bonne fortune de voir opérer sir Henry Thompson, son aspirateur est préférable à celui de Clover modifié, dont il se sert également. Quant à l'aspirateur de M. Guyon, je l'ai vu fonctionner un assez grand nombre de fois, et le résultat m'a toujours semblé des plus satisfaisants.

CHAPITRE IV.

Après avoir examiné successivement les principes sur lesquels repose la nouvelle méthode, et les instruments proposés pour y satisfaire, nous devons maintenant faire connaître l'opération en elle-même, autrement dit, en exposer le manuel opératoire.

Il est d'abord une réflexion générale sur laquelle nous ne saurions trop insister, c'est que, ce qu'il y a d'original dans la méthode nouvelle est relatif à l'évacuation des fragments. Quant au broiement, il ne doit pas différer de ce qu'il était autrefois. En d'autres termes, la lithotritie rapide reste toujours *une lithotritie*, à laquelle tous les préceptes anciens sont applicables. A cet égard, nous n'hésitons pas, pour notre part, à rejeter l'expression de *litholapaxie* proposée par M. Bigelow, bien qu'elle ait pour elle l'avantage de mieux préciser le but final de l'opération. En effet, à côté de cet avantage, le mot de litholapaxie a un danger : c'est de faire croire que l'évacuation des fragments est tout désormais, et que le broiement n'est plus qu'un temps préparatoire, nécessaire tout au plus pour permettre aux fragments de traverser les tubes évacuateurs. Tel n'est pas l'avis d'opérateurs comme M. Guyon et sir Henry Thompson, qui, tous deux, ne cessent de répéter : broyer, broyer le plus possible, tel doit toujours être le but de l'opérateur.

C'est ce que M. Guyon a traduit d'une façon saisissante en disant sous une forme aphoristique : l'évacuation, c'est le broiement.

Cette réflexion générale nous permet de ne pas décrire dans tous ses détails une séance de lithotritie. Il nous suffira d'insister sur les points particuliers à la nouvelle méthode. Je passe donc sous silence les préparatifs de l'opération, la position à donner au malade, l'administration du chloroforme, et j'arrive à l'introduction des instruments lithotriteurs, qui mérite d'autant plus de nous arrêter, que les instruments employés aujourd'hui sont généralement de dimensions plus considérables que ceux dont on se servait autrefois.

Dans certains cas particuliers, il peut être bon, pendant les jours qui précèdent l'opération, de passer quelques bougies que l'on retire aussitôt, tant pour habituer le canal au contact des instruments, que pour dilater légèrement son calibre. Mais cette précaution n'est pas nécessaire; bien au contraire, de l'avis de M. Guyon et Thompson, on peut le plus souvent s'en passer. Cette pratique serait même fâcheuse pour certains malades, chez lesquels le simple passage d'une bougie suffit à déterminer une grande excitation nerveuse, et parfois de véritables accès de fièvre. Si le méat est trop étroit, on le débride au moment même de l'opération, soit avec le bistouri, soit avec le petit uréthrotome à bascule de Civiale.

A propos de l'introduction des instruments, il importe de rappeler qu'elle doit toujours se faire avec la plus grande douceur. Le lithotriteur doit cheminer tout seul pour ainsi dire et par son propre poids, sans jamais être poussé en avant par la main droite. Ainsi que le note Bigelow, d'accord en cela avec tous les chirurgiens, c'est surtout au niveau du collet du bulbe, au niveau du passage de l'urèthre à travers l'aponévrose moyenne du périnée, que l'introduction de l'instrument présente des difficultés. Il ne faut pas vouloir quand même passer outre, mais attendre que la contracture de la portion membraneuse ait cessé. Quelques petits

mouvements de rotation sur lui-même imprimés avec douceur à l'instrument, des pressions légères exercées sur le
périnée, facilitent son passage. Si, malgré tout, la portion
membraneuse résiste, le passage d'une grosse bougie molle
fait cesser le spasme.

D'autres difficultés tiennent à l'état de la prostate hypertrophiée, dont la saillie sur la paroi inférieure de l'urèthre s'oppose au mouvement d'abaissement du manche de
l'instrument. Ici encore, les petits mouvements de latéralité peuvent être très utiles, pour éviter la saillie du lobe
moyen. Il faut s'efforcer de faire suivre au lithotriteur la
paroi supérieure du canal, et, pour cela, le ramener sous
le pubis, en tendant la verge dans une direction oblique en
avant et en haut. On peut encore aider le passage de l'instrument à travers la prostate, avec le doigt introduit dans
le rectum. Enfin, quelquefois un lithotriteur à mors plus
longs pénétrera plus facilement.

Une injection a été faite préalablement dans la vessie ;
pour cela, il n'est pas nécessaire de déterminer à l'avance,
avec Bigelow, et d'une façon précise, la capacité du réser—
voir vésical. La capacité de la vessie, en effet, est chose
essentiellement changeante, suivant l'état de sa contractilité. Ce qu'il faut, avant tout, c'est ne pas exciter les contractions spasmodiques de la vessie. Si l'on s'arrête aux
premières manifestations de l'impatience vésicale, on n'a
nul besoin de lier la verge sur le lithotriteur, comme le conseille Bigelow, pour être sûr de ne jamais opérer à sec.
Cette manière de faire offre des inconvénients sérieux.
Il est bon, en effet, que, dans le cours de l'opération, si
la vessie vient à se contracter avec force, le trop plein du
liquide puisse être expulsé. L'orifice de l'urèthre joue dans
ce cas le rôle d'une véritable soupape de sûreté, suivant
l'expression d'Harrisson. D'ailleurs, il faut bien savoir,
comme l'enseigne Thompson (et cette opinion est partagée

par M. Guyon), que la présence de liquide dans la vessie n'est pas une condition indispensable pour la lithotritie. On peut parfaitement bien opérer à sec, et l'on y est forcé dans les cas où des vessies enflammées et très irritables chassent jusqu'à la dernière goutte de liquide contenu dans leur intérieur. Il arrive alors qu'au moment où l'on introduit le tube évacuateur, il n'y a aucun écoulement. Cette donnée est importante à connaître, car il ne faudrait pas conclure que la lithotritie est impossible, par ce seul fait que la vessie ne peut retenir aucun liquide.

Nous n'avons pas à décrire ici toutes les manœuvres du broiement qui ne diffèrent pas, dans la méthode nouvelle, de ce qu'elles étaient dans l'ancienne lithotritie. Je me contenterai de rappeler les principes les plus essentiels à connaître. L'emploi d'une force quelquefois considérable n'implique jamais la violence ; la plus grande douceur dans les manœuvres est une règle absolue ; elle s'impose plus que jamais, quand on se sert d'instruments puissants. L'emploi de la percussion, celui des mors fenêtrés, est devenu plus fréquent dans la lithotritie moderne ; mais il ne doit pas être généralisé. L'expérience démontre, en effet, que la rapidité et la facilité des manœuvres sont beaucoup plus grandes avec des instruments plus doux. Aussi, se trouvera-t-on bien, dans les cas où, pour faire éclater le calcul, on a été obligé d'employer un lithotriteur fenêtré n° 3, de lui substituer un instrument plus faible, dès que le calcul aura été réduit en fragments assez petits. Il ne faudrait pas d'ailleurs abuser de cette pratique, et dans les cas ordinaires, il y a avantage à terminer l'opération avec l'instrument que l'on a choisi tout d'abord, pour éviter de nouvelles introductions du lithotriteur. Les mors plats ne trouvent guère leur indication que pour des calculs petits et friables, ou dans les séances de vérification. En un mot, la puissance de l'instrument à employer dans chaque cas

particulier sera toujours calculée sur le volume et la dureté probable du calcul.

On donnera la préférence à l'instrument le plus doux
qu'il sera possible de mettre en usage. Sous ce rapport, nous
adoptons pleinement les conseils donnés par MM. Thompson et Guyon ; et nous nous écartons de Bigelow, qui
se préoccupe avant tout de la puissance à donner au lithotriteur.

Tous les mouvements de l'instrument dans la vessie se
réduisent, pour ainsi dire, à des mouvements de rotation
sur lui-même ; aussi le manche du lithotriteur n'exécute-
t-il au dehors que très peu de déplacements. C'est une règle que les fragments se retrouvent presque toujours dans
le point où ils sont tombés une première fois après l'écla-
tement de la pierre. Thompson compare cette recherche
des fragments, toujours à la même place, à la pêche des
perches, dont on peut faire une récolte abondante, en n'a-
bandonnant pas le trou dans lequel on a pris la première.
Cependant il n'y a là rien d'absolu ; et des fragments situés
d'abord sur l'un des côtés de la vessie peuvent très bien
passer du côté opposé. De là, la nécessité d'imprimer au
lithotriteur de petits mouvements de rotation sur lui-
même, inclinant alternativement ses mors à droite et à
gauche. Les points qu'il faut surtout explorer avec soin
sont les parties latérales droite et gauche du fond de la
vessie, et les parties latérales du col, contre lequel les fragments sont parfois accolés. Dans les cas d'hypertrophie
prostatique, le bas-fond vésical est souvent très prononcé.
Pour trouver les fragments qui viennent s'y loger, il faut
placer le lithotriteur dans une situation presque verticale, ou même tourner en bas la concavité de l'instrument.

De petits mouvements de succussion imprimés latérale-
ment au bassin du malade seront parfois utiles pour favo-
riser la saisie du calcul, et le faire pour ainsi dire tomber de

Kirmisson.   4

lui-même entre les mors de l'instrument. Enfin, il arrive
assez souvent, dans des vessies larges et contractiles, que les
fragments soient situés au-dessus du col, dans des espèces
de loges, où ils ne peuvent être que très difficilement
atteints avec d'autres instruments que des lithotriteurs à
mors longs. Dans ces diverses manœuvres, on ne court pas
le danger de blesser les parois vésicales, si l'on procède
toujours avec douceur, et si, une fois qu'on a saisi un fragment, on a toujours soin d'imprimer à l'instrument de lé-
gers mouvements de rotation sur lui-même avant de fermer
l'écrou, pour être bien sûr que la muqueuse vésicale n'est
pas saisie entre les mors,

Le broiement est poussé aussi loin que possible, et ce
faisant, le chirurgien abrège la durée de l'opération. En effet, on n'a plus besoin d'introductions réitérées du lithotriteur pour amener les fragments à un volume assez faible pour leur permettre de passer aisément à travers le
tube évacuateur. Celui-ci est, de même, moins exposé à
être obturé, et, grâce à ces raisons, la durée totale de l'o-
pération est abrégée. L'étude des observations montre, en
effet, qu'entre les mains des chirurgiens qui, comme
MM. Guyon et Thompson, adoptent les principes précédents, les opérations ont une durée moins longue, qu'entre celles de M. Bigelow, qui se contente, on le sait, de la
fragmentation grossière des calculs.

Avec le broiement, la première partie de l'opération est
achevée; reste l'évacuation, qui en constitue le second temps.
Celle-ci peut être accomplie à l'aide de deux procédés différents : les lavages et l'aspiration. Tandis que MM. Bigelow et Thompson ne décrivent que l'évacuation de la
vessie à l'aide de l'aspiration, MM. Guyon et Reliquet
attachent une grande importance aux lavages évacuateurs. Mais il y a entre ces deux derniers auteurs une
grande différence. M. Reliquet, en effet, dans son mémoire

sur la lithotritie rapide, adopte les lavages seuls dans les cas ordinaires ; il regarde l'aspiration comme un moyen exceptionnel, utile seulement pour suppléer à l'insuffisance des contractions vésicales. M. Guyon, au contraire, tout en employant les lavages, accorde une grande valeur à l'aspiration. C'est là une modification importante de la méthode, sur laquelle nous devons insister. Les deux procédés, en effet, ne s'excluent pas l'un l'autre. Bien au contraire, dans la pratique des chirurgiens qui, comme M. Guyon, poussent le broiement à ses dernières limites, pratique que nous aurons surtout en vue dans notre description de l'évacuation des fragments, ces deux moyens se complètent admirablement l'un par l'autre. Ils répondent à des indications différentes et demandent aussi des précautions différentes dans leur exécution.

Les lavages évacuateurs réussissent surtout à débarrasser la vessie de la poussière calculeuse ; l'aspiration s'adresse de préférence aux fragments de quelque importance. Pendant les lavages, la contractilité de la vessie doit venir en aide à l'opérateur ; aussi est-il bon de suspendre à ce moment les inhalations de chloroforme pour permettre à la vessie de recouvrer en partie sa sensibilité et sa puissance contractile. Au contraire, pendant l'aspiration, l'anesthésie devra être reprise et poussée assez loin pour que la vessie demeure inerte et ne fasse pas obstacle à la pénétration du liquide de l'aspirateur. Ces principes sont parfaitement exposés dans le travail de MM. Guyon et Desnos sur l'aspiration des fragments, que nous avons déjà maintes fois cité.

L'emploi des lavages évacuateurs précède celui de l'aspiration. Le tube évacuateur pourvu de son mandrin est introduit dans la vessie. Le mandrin retiré, l'eau contenue dans le réservoir vésical, chargée de la poussière des fragments, s'écoule au dehors sous l'aspect d'un liquide de cou-

leur rouge-brique ou café au lait. Une seringue à large ca-
nule est adaptée alors à l'extrémité du tube évacuateur,
et des injections sont poussées dans la vessie. Pour les lavages évacuateurs, comme pour l'aspiration, il est bon
d'employer une solution d'acide borique aussi concentrée
que possible, soit par exemple, la solution à 4 °/₀ dont se
sert habituellement M. Guyon. Les injections doivent être
faites de la façon suivante : on presse brusquement sur le
piston de la seringue jusqu'à ce qu'on sente de la résistance, de façon à chasser tout d'un coup une certaine quantité d'eau dans la vessie. Cette injection brusque joue le
rôle d'une véritable douche qui frappe la paroi vésicale et
sollicite sa contractilité. Immédiatement la seringue est re-
tirée, et le liquide chargé de la poussière des fragments
s'écoule avec force à travers le tube évacuateur. Les injections sont répétées un certain nombre de fois, et on ne
les cesse que quand l'eau sort de la vessie complètement
claire. Alors commence l'aspiration.

L'anesthésie est reprise, et poussée assez loin pour que
la vessie ne manifeste plus sa contractilité. Une petite injection est faite doucement à travers le tube évacuateur, de
façon à ne pas distendre la vessie, et à ne pas provoquer
ses contractions. L'avantage de cette injection est de faire
que la quantité de liquide contenue dans la vessie soit un
peu plus grande que celle de l'aspirateur ; et, par là, de
s'opposer à l'aspiration des parois vésicales. L'injection
faite, l'aspirateur rempli de la solution borique tiède est
fixé sur le tube évacuateur, et tenu dans la position verticale par les mains d'un aide. Le chirurgien presse alors gra-
duellement entre les doigts la poire de caoutchouc, puis il
l'abandonne brusquement. Les manœuvres d'aspiration ne
doivent pas être trop rapprochées les unes des autres. Il
faut laisser le liquide entrer en repos et permettre aux
fragments de se déposer dans le vase récepteur. On évite

ainsi sûrement le refoulement des fragments dans la vessie.
C'est un point sur lequel insiste beaucoup sir Henry Thompson. Il recommande de mettre toujours dix secondes d'intervalle entre chaque nouvelle aspiration. Les fragments
tombent dans le récipient ; si l'on se sert de l'aspirateur
de M. Guyon, l'index de verre porté par le tube de l'instrument permet de constater s'il passe encore des fragments. On est également averti de leur présence par le
bruit particulier, par le cliquetis que produit la rencontre
des fragments avec le tube évacuateur dans l'intérieur de
la vessie. La recherche des derniers débris est singulièrement facilitée par les mouvements imprimés au tube évacuateur. Il est bon d'incliner alternativement à droite et à
gauche le bec de l'instrument, ou bien encore d'en élever
le manche de façon à lui donner une position presque verticale dans l'intérieur de la vessie. Enfin, quand le bas-
fond vésical est très prononcé, comme il arrive en cas
d'hypertrophie de la prostate, il est utile de retourner complètement sur elle-même la sonde évacuatrice, de manière
à placer en arrière sa concavité. Toutes ces manœuvres
sont singulièrement facilitées par les dispositions multiples qui, dans l'aspirateur de M. Guyon, assurent à la
sonde évacuatrice une mobilité indépendante du reste de
l'instrument. Les obstacles capables d'entraver la marche
régulière de l'aspiration peuvent venir de deux sources
différentes ; ou bien des fragments viennent oblitérer le
calibre de la sonde, ou bien c'est la paroi vésicale elle-
même qui est aspirée, et qui obture l'orifice de l'instrument.
Si l'on pousse le broiement à ses dernières limites, comme
nous l'avons conseillé, d'après MM. Thompson et Guyon,
on évitera presque à coup sûr l'écueil venant des fragments. Que si cependant la sonde était oblitérée par quelque débris de calcul, deux ou trois pressions fortes imprimées coup sur coup à la poire en caoutchouc, pourraient

déplacer le fragment, et rétablir le bon fonctionnement de
l'appareil. Ce moyen est-il insuffisant, il faut détacher
l'aspirateur, et introduire dans le tube évacuateur un mandrin pour refouler les débris calculeux dans l'intérieur de
la vessie. Quant à l'obstacle produit par l'aspiration des
parois vésicales, il se traduit par ce fait que les parois de la
poire en caoutchouc comprimées par le chirurgien, au lieu de
reprendre leur forme primitive, restent affaissées. Souvent
il suffit d'attirer légèrement à soi le manche du tube évacuateur pour écarter son extrémité terminale des parois de
la vessie, et supprimer l'obstacle. Si, malgré cette précaution, l'incident se reproduit, cela dénote que la quantité
de liquide contenue dans la vessie n'est pas suffisante. Il
faut en introduire de nouveau. Nous avons signalé la disposition heureuse qui, dans l'aspirateur du professeur
Corradi, permet de faire cette injection sans détacher l'instrument. Les mouvements de la respiration sont aussi capables de gêner l'aspiration. Quand la respiration est su-
perficielle et tranquille, il n'y a pas lieu de s'en occuper.
Mais quand, sous l'influence de l'anesthésie, la respiration
devient profonde et suspirieuse, l'inspiration peut opposer une résistance à la pénétration du liquide dans la vessie. Thompson recommande alors de ne faire l'injection
d'eau dans le réservoir vésical qu'au moment de l'expira-
tion.

L'aspiration ne doit pas être prolongée trop longtemps,
sous peine d'irriter les parois vésicales, et d'amener une
hémorrhagie plus ou moins marquée. Si la vessie se contracte avec force, il vaut mieux ne pas insister, dût-on
laisser quelques fragments dans son intérieur. On trouve
cette idée exposée dans la thèse de M. Desnos, qui, parlant
de la manière de faire de M. Guyon, la désigne sous le nom
de lithotritie à séances prolongées, plutôt que de litholapaxie (Bigelow), ou de lithotritie en une seule séance

(Thompson). Il n'en est pas moins vrai que l'évacuation totale des fragments en une seule séance est toujours le but cherché, le résultat désirable. C'est seulement dans des cas exceptionnels qu'on laissera l'évacuation incomplète, plutôt que de s'exposer par la durée des manœuvres à de dangereux accidents. La pratique ancienne de la lithotritie montre que cette conduite n'est pas aussi funeste qu'on tend à le dire aujourd'hui, et les statistiques les plus modernes sont d'accord à cet égard avec les résultats anciens. Dans ces cas dont nous parlons, généralement la seconde séance est très courte et très simple. Elle peut se faire même sans l'emploi du chloroforme, s'il s'agit d'un fragment très peu volumineux.

Au reste, quand bien même on n'a aucune raison de croire que l'opération est restée incomplète, la vérification de la vessie s'impose toujours au chirurgien comme une impérieuse nécessité. Cette séance de vérification n'exige pas l'emploi de l'anesthésie ; elle se fait avec un lithotriteur aussi doux que possible et à mors plats. Ici encore l'aspirateur est un instrument de premier ordre, non plus comme moyen d'évacuation, mais comme moyen de vérification. Il permet, en effet, par la production ou l'absence de cliquetis de se rendre compte de la présence ou de l'absence de fragments.

L'opération terminée, il est bon de faire dans la vessie une petite injection boriquée qu'on y laisse ; puis on retire le tube évacuateur, et pour cela, on a soin d'y introduire un mandrin, afin que les yeux de la sonde ne viennent pas, pendant leur passage, blesser les parois de l'urèthre.

II. *De la durée des séances.*

Nous avons dit que la prolongation des séances était un des principes fondamentaux de la nouvelle méthode, et

nous avons vu quelles étaient les raisons qui devaient la
faire accepter. Mais il y a lieu de nous demander jusqu'où
l'on peut aller dans cette voie, et s'il n'y a pas des bornes
qu'il est bon de ne pas dépasser.

Déjà nous avons parlé de ce cas dans lequel Bigelow
avait prolongé l'opération jusqu'à 3 heures trois quarts
C'est là une durée tout à fait exceptionnelle. Quelques
exemples nous permettront de montrer jusqu'où l'on peut
aller sans provoquer d'accidents. Ainsi, nous trouvons
dans le Boston médical de 1882. un cas de Cheever dans
lequel ce chirurgien enleva par la lithotritie un calcul
d'oxalate de chaux, du volume d'un gros marron d'Inde,
chez un homme de 60 ans. L'opération dura trois heures.
il y eut à peine d'écoulement sanguin, et la guérison survint très simplement (1).

Harrison (2) rapporte le cas d'un maître d'hôtel qui portait une pierre extrêmement volumineuse, mesurant tout
près de trois pouces en diamètre. La lithotritie dura deux
heures et dix minutes, et pendant tout ce temps le malade
fut laissé alternativement sous l'influence de l'éther et du
chloroforme. L'hémorrhagie fut très faible, les suites très
simples, à part un accès de fièvre dû à une rétention incomplète d'urine, et le malade partit le trente-deuxième jour.

Dans une observation de Gay (3), un homme de 60 ans
portait plusieurs calculs. L'opération dura une heure trois
quarts ; le calcul le plus volumineux qui fut saisi mesurait
près d'un pouce et demi de diamètre. 840 grains de calcul
phosphatique furent enlevés. On mit beaucoup de temps
à trouver et à extraire les derniers fragments qui étaient
petits et échappaient facilement. L'hémorrhagie fut très

<hr>

(1) Cheever. The Boston med. and surg. journal, v. CVI, 1882.
(2) Harrison. British med. journal, 1882, t. II, p. 669.
(3) Voyez Cheever. Loc. cit.

légère : les urines furent seulement teintées de sang pendant deux ou trois jours. La convalescence fut facile et prompte.

De tels exemples sont bons à citer pour montrer jusqu'à quel point on a pu, sans inconvénients, prolonger la durée des séances. Mais ils n'en restent pas moins tout à fait exceptionnels ; et bien que les malades aient heureusement guéri, il est permis de se demander si le résultat n'eût pas été aussi favorable, avec des séances moins longues et multipliées. On sait que c'est là l'opinion professée par M. le profeseur Guyon et soutenue dans sa thèse par son élève, M. Desnos. Nous trouvons la même manière de voir exprimée par le Dr West, de Birmingham (1), à propos d'une observation personnelle qu'il rapporte. Dans ce cas il enleva, par la lithotritie, un calcul d'acide urique pesant plus de deux onces ; le résultat fut heureux. Mais il fit quatre séances, ayant duré chacune plus d'une heure, ce qui donnerait un total de six heures et vingt minutes. Aussi, tout en admettant parfaitement le principe posé par Bigelow, West conclut-il que l'opération devra être faite en une seule séance, dans les cas seulement où l'on pourra la terminer en un temps raisonnable, c'est-à-dire en une à deux heures. Dans les autres cas, il préfère la lithotritie en deux ou même en un plus grand nombre de séances de durée modérée.

La statistique des opérations pratiquées par M. Guyon montre que cette manière de faire n'est pas aussi fâcheuse que tendent à le dire les chirurgiens qui sont partisans de la méthode de Bigelow dans toute sa rigueur. D'ailleurs, dans les cas où l'opération n'a pu être complètement faite en une seule fois, il a suffi, en général, d'un petit nombre

(1) West. Case of rapid lithotrity, with remarks on Bigelow's operaration, in the Birmingham medical Review, january 1883.

de séances pour la compléter. Si nous consultons, à cet égard, la statistique publiée dans la thèse de M. Desnos, nous trouvons que, sur un total de 226 opérations, l'évacuation complète de la vessie a exigé :

> 1 séance unique. . . 129 fois
> 2 séances. . . . . . 77 —
> 3 séances. . . . . . 12 —
> 5 séances et plus. . 3 —

La statistique des opérations pratiquées par M. Guyon depuis la publication de la thèse de M. Desnos, statistique qu'il a bien voulu nous communiquer, nous conduit aux mêmes résultats.

Sur 70 opérations, nous trouvons :

> 1 seule séance. . . . 47 fois
> 2 séances. . . . . . 17 —
> 3 séances. . . . . . 5 —
> 6 séances. . . . . . 1 —

Ainsi donc, dans les cas où l'évacuation complète de la vessie n'a pu être obtenue en une seule fois, il a suffi le plus souvent d'une seconde séance pour terminer la guérison. Encore est-il juste de dire que, souvent, cette seconde séance n'a été qu'une vérification très courte, dans laquelle on n'a broyé qu'un très petit fragment.

C'est tout à fait exceptionnellement que plus de trois séances ont été nécessaires, puisque cette éventualité ne s'est rencontrée que trois fois dans la statistique de M. Desnos, et une fois seulement dans la nôtre ; c'est-à-dire quatre fois sur un total de 296 observations.

Et l'on ne peut pas dire que la multiplication des séances ait été pour quelque chose dans la terminaison fatale, quand elle est survenue. En effet, dans les 12 cas de mort rapportés par M. Desnos, 2 fois seulement il y avait eu deux séances.

Les deux cas de mort que renferme notre statistique sont survenus tous les deux à la suite d'une séance unique.

Si maintenant, nous examinons, au point de vue de la durée des séances, les opérations pratiquées par M. Guyon, nous trouvons qu'elles sont, en général, assez courtes.

La durée totale des séances avec chloroforme, indiquée dans la thèse de M. Desnos, a été en moyenne de 23 minutes et demie.

Les plus courtes n'ont pas dépassé quelques minutes. Les plus longues ont été d'une heure et quelques minutes.

Notre statistique nous conduit à un résultat semblable.

La durée totale des séances nous est indiquée 58 fois seulement sur 70 opérations. Elle a été, en moyenne de 23 minutes, résultat tout à fait analogue à celui de M. Desnos.

Nous avons cherché, en outre, quel était le degré de durée le plus habituel des séances, et nous avons trouvé que :

5 fois la séance a duré 10 minutes et au-dessous.

26 fois la séance a duré 20 minutes et au-dessous.

20 fois la séance a duré 40 minutes et au-dessous.

7 fois la séance a duré au-dessous de 60 minutes.

Dans l'immense majorité des cas, nous pouvons donc dire que les séances ont duré de 20 à 40 minutes ; les petites séances de 10 minutes et au-dessous ne sont, le plus souvent, que des séances de vérification, ou des opérations complémentaires destinées à parfaire la guérison. Les longues séances d'une heure sont exceptionnelles. Elles s'adressent à des calculs extrêmement durs ou volumineux ; ou bien encore, elles tiennent à des difficultés particulières d'exécution.

La raison de cette courte durée des séances, dans la pratique de M. Guyon, tient, nous l'avons déjà dit, à l'attention qu'il apporte au broiement. Si nous consultons, à cet égard, les statistiques, nous voyons que, dans la thèse de M. Desnos, où la durée moyenne de la séance est évaluée à 23 minutes 1/2, celle du broiement est de 13 minutes 1/2.

Dans notre statistique, où nous donnons comme durée moyenne des séances 23 minutes, la durée du broiement est de 12 minutes; c'est dire, par conséquent, que plus de la moitié de la séance est consacrée au broiement.

En résumé, nous pouvons conclure, à propos de la durée des séances, qu'en poussant le broiement à ses dernières limites, on les abrège singulièrement. On arrive ainsi à leur donner, dans la majorité des cas, une durée qui ne dépasse pas 20 à 40 minutes.

Les séances d'une heure et une heure et demie sont tout à fait exceptionnelles. Il n'est peut-être pas prudent d'aller au delà. En effet, c'est un danger que de maintenir un malade pendant un temps aussi long sous le chloroforme; M. le professeur Le Fort nous a cité un cas dans lequel des accidents de chloroforme l'ont obligé à interrompre l'opération, qui a été heureusement complétée dans une séance ultérieure. Si l'on rencontre des difficultés particulières tenant à l'irritation de la vessie qui se contracte sur les fragments de manière à les dérober aux recherches, qui s'oppose au jeu du lithotriteur, on ne peut guère espérer, par des manœuvres prolongées, arriver à en triompher. Au contraire, il y a tout lieu de croire qu'avec le temps cette irritation de la vessie ne fera que s'exagérer. Que si l'on suspend l'opération, on pourra la reprendre avec avantage au bout de quelques jours, quand l'excitation vésicale sera calmée. Enfin, à côté des difficultés spéciales de l'opération, il y a encore à tenir compte, au point de vue de la durée des séances, de la fatigue de l'opérateur. Il est bien difficile de répéter pendant deux ou trois heures de suite des manœuvres aussi délicates que celles de la lithotritie, sans arriver à un état de fatigue qui expose le chirurgien à commettre des fautes graves. Toutes ces raisons nous permettent de conclure que si l'évacuation complète de la vessie ne peut être obtenue en un temps variant de une heure à une heure et demie, il est préférable de ne pas chercher à terminer l'opération en une seule séance.

L'expérience montre, en effet, que dans l'immense majorité des cas, une seconde, ou tout au plus une troisième séance sera nécessaire pour parfaire la guérison, et le résultat final n'en sera pas pour cela moins heureux.

CHAPITRE V.

SUITES OPÉRATOIRES. — ACCIDENTS ET COMPLICATIONS DE
LA LITHOTRITIE RAPIDE. — RÉSULTATS.

Les suites opératoires sont généralement des plus simples, à la condition de prendre toutes les précautions nécessaires pour mettre le malade à l'abri des accidents. Dès
que la séance est terminée, il faut, par tous les moyens
possibles, réchauffer l'opéré : boules d'eau chaude, enve-
loppement dans une couverture de laine, frictions excitantes sur les membres; tels sont les procédés à mettre en
usage. Leur emploi est d'autant plus important que la
séance a eu une durée plus longue.

Un peu plus tard, quand les vomissements chloroformi-
ques ne sont plus à craindre, on peut joindre à ces moyens
l'emploi des boissons chaudes, légèrement excitantes. Ici,
comme dans toutes les opérations sur les voies urinaires,
faire prendre au malade une grande quantité de liquide,
est toujours une bonne précaution. On dilue ainsi les
urines, et on atténue leurs propriétés nocives, si elles sont
ammoniacales ou purulentes.

Le soir de l'opération, il y a généralement une élévation
peu marquée de température, qui disparaît dès le lendemain. Un peu de douleur et de spasme pendant les mic-
tions, qui sont quelquefois fréquentes pendant deux ou
trois jours, nécessitent parfois l'emploi des calmants, de
boissons délayantes, de fomentations chaudes à l'hypo-
gastre. Quelquefois, le premier jour, les urines sont légèrement teintées par le sang. Tous ces petits incidents sont
sans gravité, et, dès le second ou le troisième jour, le ma-

lade se trouve souvent assez bien pour demander à se lever. Il ne faut pas lui accorder trop tôt cette permission. Il est bon de lui faire conserver le repos au lit pendant cinq ou six jours et de ne le considérer comme définitivement guéri qu'après la séance de vérification montrant que la vessie est réellement libre de tout fragment.

Bien qu'une marche aussi heureuse soit, on peut le dire, la règle, nous n'en devons pas moins signaler les accidents et les complications qui peuvent venir entraver, ou même compromettre gravement la guérison.

Tous les fâcheux incidents qui peuvent se produire à la suite de la lithotritie rapide sont de deux ordres, suivant qu'ils se montrent au moment même de l'opération, ou bien après un temps plus ou moins éloigné. Les premiers méritent le nom d'accidents opératoires, tandis que les seconds sont mieux désignés sous le titre de complications ultérieures.

A. — *Accidents opératoires.* — La flexion, la rupture du lithotriteur sont des accidents qui n'appartiennent point spécialement à la nouvelle méthode. On comprend, cependant, qu'ils soient d'autant plus à craindre qu'on s'adresse à des calculs plus volumineux et plus durs, qu'on déploie une force plus considérable. C'est donc une raison de plus pour ne jamais employer la violence. On peut en dire autant du pincement et de la déchirure de la muqueuse vésicale. Ces accidents sont surtout à craindre dans les vessies larges, qui forment des plis venant se précipiter entre les mors de l'instrument. D'après Samuel Gross (1), on aurait même vu la perforation de la vessie. Quoique rare, dit-il, c'est un accident qui est arrivé aux meilleurs opérateurs.

______

(1) Samuel Gross. A system of surgery, 6e édition, Philadelphia, 1882, t. II, p. 730 à 737.

Il peut être causé, soit par l'instrument lui-même, soit par un fragment de calcul qui se trouve pressé contre la paroi, lorsqu'on retire le lithotriteur ; la perforation est rapidement suivie d'une infiltration d'urine mortelle.

Un accident beaucoup plus fréquent est l'hémorrhagie. Elle peut venir des lésions vésicales que nous venons d'indiquer ; mais elle se montre aussi en dehors de tout traumatisme infligé à la vessie. Elle tient, alors, soit à l'état antérieur du réservoir vésical, soit même à l'état général du sujet. Tous les temps de l'opération peuvent la produire ; mais c'est surtout l'aspiration qui y prédispose. C'est une raison qui commande toujours une grande douceur dans les manœuvres de l'aspiration. En dépit des précautions prises, dès que l'hémorrhagie se manifeste, il faut cesser l'opération. Mieux vaut faire une opération incomplète que d'exposer le malade à un aussi grave accident.

Signalons aussi la possibilité des contusions et des lacérations de la prostate et de la portion profonde de l'urèthre. Ces lésions paraissent même avoir une gravité beaucoup plus grande que les lésions de la muqueuse vésicale.

Dans l'une des observations de M. Guyon que nous publions, nous trouvons relaté ce fait, que le tube évacuateur ayant été retiré sans son mandrin, les yeux de la sonde ont blessé la muqueuse de l'urèthre et provoqué une hémorrhagie assez forte par le canal, sans d'ailleurs que cet incident ait nui à la guérison. C'est un exemple propre à montrer que les plus petites précautions ne doivent pas être négligées.

B. — *Complications ultérieures.* — Elles sont certainement beaucoup plus fréquentes que les accidents opératoires. Ceux-ci, en effet, peuvent être évités par des manœuvres douces, par l'emploi d'instruments de calibre modéré. Ils sont, en un mot, sous la dépendance de l'opé-

rateur. Il n'en est point de même des complications ultérieures, qui trouvent le plus souvent leur origine, soit dans
l'état local des organes urinaires, soit dans l'état général
même du malade, et qui, par là, échappent aux précautions les plus attentives de la part du chirurgien.

Ici, comme dans toutes les opérations sur les maladies
des voies urinaires, nous devons mettre au premier rang
des complications le frisson et la fièvre. C'est assez souvent pendant les premières heures qui suivent l'opération
que ces complications se montrent. Dans bon nombre de
cas, l'accès de fièvre est unique. Après avoir eu un frisson
plus ou moins violent, le malade se rétablit, et la guérison n'est plus entravée ultérieurement. Sir Henry Thompson note qu'un des avantages de la lithotritie en une seule
séance est de diminuer la fréquence de ces accès fébriles.
M. Desnos, dans sa thèse, arrive au même résultat. Avec
la lithotritie ancienne, il a relevé, parmi les observations
de M. Guyon, 24 accès de fièvre sur 73 cas, soit 33 0/0;
tandis qu'avec la lithotritie moderne, il ne compte plus
que 22 cas de fièvre sur 226 opérations, soit 10 0/0. Dans
les 70 cas nouveaux de M. Guyon que nous publions aujourd'hui, nous trouvons quatre fois notés des accès de fièvre, soit 5,7 0/0. Il est donc bien certain que la méthode
nouvelle a beaucoup diminué la fréquence de cette complication.

Mais les choses ne se passent pas toujours aussi simplement. Il peut se faire que l'accès fébrile, au lieu d'être unique, se reproduise, que la température reste élevée; dans
ces cas, la situation prend toujours un caractère d'une
haute gravité. C'est l'état des reins qu'il faut incriminer en
pareille circonstance. Déjà, à plusieurs reprises, le malade
a eu des accidents fébriles, indiquant la participation des
reins à la maladie. Sous l'influence de l'opération, la lésion rénale s'est réchauffée; la néphrite est passée rapide-

ment à la suppuration. Même dans ces cas, dit M. Desnos, la situation n'est pas désespérée. Mais, quand les accès de fièvre se multiplient, quand la quantité des urines diminue de plus en plus, le pronostic est fatal. Gross (1) note aussi l'irritation rénale suivie d'anurie comme complication mortelle. Dans ces cas, dit-il, le malade succombe généralement dans huit ou quinze jours.

Un autre mode de retentissement opératoire sur le rein, c'est le retour des accès de coliques néphrétiques. C'est là une complication fâcheuse, mais dont le pronostic est encore entièrement soumis à l'état antérieur des reins. Si ces organes ne sont pas altérés, la guérison survient ; dans le cas contraire, la colique néphrétique est le prélude de complications rapidement mortelles.

Enfin M. Guyon a vu quelquefois des attaques de goutte survenir après la lithotritie. Dans ces cas, l'opération a fait éclore une manifestation de la diathèse arthritique. Cette complication est notée dans l'une de nos 70 observations.

Quelle part faut-il faire à la nouvelle méthode de lithotritie dans les accidents du côté du rein ? C'est là une question importante à examiner, vu la gravité du pronostic que comportent ces accidents. Le premier fait à bien mettre en lumière, au commencement de cette discussion, c'est que la néphrite préexistait à l'opération. Celle-ci n'a fait que réveiller une lésion déjà existante ; elle ne l'a pas créée de toutes pièces. Elle n'a donc par là même qu'une responsabilité limitée. Souvent il s'agit de malades dont l'état de santé était si précaire que toute opération eût fait éclater les mêmes accidents. Ne peut-on cependant incriminer la longue durée des manœuvres intra-vésicales, et penser que la lithotritie ancienne, avec ses séances courtes

______

(1) Gross. Loc. cit.

et répétées, eût trouvé dans ce cas une utile application ?
Tout d'abord il est à remarquer que la gravité de l'acte opératoire n'est point toujours en rapport exact avec sa durée;
telles opérations qui se sont prolongées plusieurs heures
ont eu un excellent résultat, tandis que d'autres, beaucoup
plus courtes, beaucoup plus simples en apparence, mais
faites sur des malades atteints de néphrite antérieure, ont
eu un résultat fatal. La moindre intervention chirurgicale,
un simple cathétérisme, une seule exploration vésicale
peut venir rompre l'équilibre instable de la santé chez ces
malades. La répétition des séances dans l'ancienne méthode de lithotritie exposait donc sans cesse à de nouveaux accidents, et ce n'était pas là l'un des moindres reproches qu'on pût faire à la lithotritie. Souvent l'état des
reins conduisait le chirurgien à préférer, en pareil cas, la
taille. De sorte qu'au point de vue des lésions rénales, la
lithotritie rapide conserve encore l'avantage sur l'ancien
procédé.

M. Desnos se demande si l'évacuation incomplète des
fragments ne pourrait pas être accusée, dans certains des
cas dont nous parlons ici, d'avoir amené la terminaison fatale. Il conclut négativement, car, dans quatre cas de mort
par lésions rénales relevés par lui dans la statistique de
M. Guyon, la vessie était complètement débarrassée de
tout fragment. Cela prouve tout au moins que l'évacuation
complète des fragments ne domine pas d'une façon absolue
le pronostic opératoire; il n'en est pas moins vrai que c'est
toujours un résultat désirable. La seule chose qui enlève à
cette remarque une grande partie de son intérêt, c'est que,
bien souvent, ces cas compliqués au point de vue des lésions rénales, sont rendus également difficiles au point de
vue opératoire, par l'état de la prostate ou de l'urèthre.

Nous devions nous arrêter sur les complications rénales,
à cause de leur haute gravité. M. Desnos mentionne, dans

sa thèse, un cas de phlegmon périnéphrétique survenu huit jours après la lithotritie. Il nous suffit de le signaler.

Parmi les autres complications consécutives à l'opération, la cystite est celle que nous devons étudier avec le plus de soin. Dans l'immense majorité des cas, la cystite, bien loin d'être causée par la lithotritie, lui préexiste et est favorablement modifiée par l'ablation de la pierre.

Mais, dans quelques cas, la cystite continue son évolution. M. Desnos cite, dans sa thèse, un fait où la cystite revêtit la forme pseudo-membraneuse. Les fausses membranes se généralisèrent à toute l'étendue de l'appareil urinaire, et la terminaison fut fatale. On ne saurait mettre de pareils accidents sur le compte de l'acte opératoire. Tout ce que l'on peut dire, c'est que, dans ces cas, l'opération a été impuissante à arrêter la marche de la maladie. Et cependant, en débarrassant la vessie de tout corps étranger, la lithotritie rapide a encore ici l'avantage sur l'ancienne méthode.

Mais, à côté de ces cystites graves préexistant à l'opéraration, nous devons mentionner certaines inflammations vésicales beaucoup plus légères, qui surviennent plusieurs jours après la lithotritie. Thompson leur consacre une mention spéciale. D'après lui, elles surviennent trois, quatre, ou cinq jours après l'opération ; elles sont habituellement légères et guérissent par le repos. Il les attribue, non à l'acte opératoire lui-même, mais à la contagion par les instruments qui portent dans la vessie des germes nuisibles. C'est là, on le voit, une application de la théorie de Pasteur. Le temps écoulé entre l'opération et le début des accidents n'est pas, pour Thompson, une objection à cette explication ; bien au contraire, il admet que quatre à cinq jours d'incubation sont nécessaires pour que le poison fasse sentir ses effets.

Nous trouvons cette question brièvement discutée dans

un travail fort intéressant d'un élève de M. Guyon, le
Dr Guiard (1), sur la transformation ammoniacale des
urines ou ammoniurie. L'auteur y fait remarquer que la
lithotritie rapide avec ses séances prolongées, l'introduction successive de plusieurs instruments, semble bien faite
pour amener dans la vessie ces germes incriminés par
M. Pasteur dans la transformation ammoniacale des
urines. « Cependant, dit-il, nous n'avons presque jamais
vu les urines devenir ammoniacales après l'opération lorsqu'elles étaient acides auparavant. »

Bien plus, le même auteur rapporte des faits intéressants
dans lesquels tous les traitements précédemment employés
contre l'état ammoniacal des urines avaient échoué, tandis
que la lithotritie, à elle seule, suffisait pour ramener les
urines à l'acidité. En présence de pareils faits, il est bien
difficile d'admettre la théorie parasitaire de la cystite ; et,
pour notre part, nous aimons mieux l'expliquer, soit par
les manœuvres opératoires elles-mêmes, soit par quelque
imprudence de la part du malade, quand elle survient un
certain temps après l'opération.

Il ne faudrait pas croire, d'ailleurs, que la cystite post-
opératoire constitue une complication fréquente. Nous ne
la trouvons signalée que huit fois dans les 226 observations
de M. Desnos. Sur les 70 cas de M. Guyon que nous avons
examinés, la cystite consécutive à l'opération n'est notée
que trois fois. C'est donc, en réalité, un accident rare et
sans gravité.

Signalons encore, parmi les complications de la lithotritie rapide, la rétention d'urine, qui s'observe surtout dans
les cas d'hypertrophie prostatique et d'atonie vésicale chez
les vieillards. Elle est notée 10 fois dans les 226 observa-

(1) Guiard. Etude clinique et expérimentale sur la transformation
ammoniacale des urines (ammoniurie). Doct. 1883, Paris.

tions de M. Desnos; nous la rencontrons 3 fois dans les 70 cas que nous avons analysés. Quand le cathétérisme devient nécessaire, Thompson préfère, dans des cas semblables, la sonde à demeure. M. Guyon l'emploie également, à moins que le malade n'ait près de lui une personne que l'on puisse, en toute confiance, charger du cathétérisme.

Tous les auteurs mentionnent, comme complication possible, l'orchite. M. Desnos signale 8 cas d'épididymite dans ses 226 observations; nous ne trouvons qu'une orchite dans nos 70 faits.

La prostatite est encore un accident à mentionner. Dans les deux cas qu'en cite M. Desnos, elle a été une fois suppurative, une autre fois non suppurée. Dans l'observation de M. Le Fort, publiée par M. Carafi (4), nous trouvons signalée la production d'un abcès prostatique, qui s'est terminé par la guérison.

Gross (2) signale la possibilité de la péritonite et de l'infection purulente; mais ce sont là, le plus souvent, des complications consécutives à ces accidents opératoires du côté de la vessie et de l'urèthre, que nous avons mentionnés plus haut.

Il nous reste, en terminant, à dire un mot de l'engagement possible des fragments dans l'urèthre. Théoriquement, c'est là une complication qui ne devrait jamais se rencontrer à la suite de la lithotritie en une seule séance. Mais, dans la pratique, nous avons mentionné ces cas dans lesquels l'évacuation de la vessie reste incomplète, soit qu'il y ait eu des complications opératoires, soit qu'un fragment ait échappé à l'investigation la plus minutieuse. On trouve donc encore de temps en temps signalé l'engagement des fragments à la suite de la lithotritie moderne;

(1) Voyez France médicale, 9 février 1882.
(2) Gross. Loc. cit.

mais cet accident est devenu infiniment plus rare qu'autrefois; il le sera surtout entre les mains des chirurgiens qui, avec MM. Guyon, Thompson, Harrisson, poussent le broiement à ses dernières limites.

Voici, à cet égard, les renseignements que nous trouvons dans la thèse de M. Desnos, renseignements tirés de la pratique de M. Guyon : 8 fois des fragments ont déterminé une vive douleur pendant leur expulsion spontanée. Sur ces 8 faits, 3 fois seulement il y a eu de la fièvre; et deux fois, le corps étranger s'est arrêté dans l'urèthre et a nécessité des manœuvres faciles de refoulement. Parmi les nouvelles observations du même chirurgien, que nous publions aujourd'hui, nous ne trouvons mentionné qu'une seule fois l'engagement de fragments, ayant donné lieu à une poussée de néphrite terminée par la guérison, avec issue spontanée du fragment. Dans les cas où l'opération a été laissée incomplète, M. Guyon conseille de se prémunir par l'emploi de la sonde à demeure contre l'engagement des fragments.

C. — *Résultats définitifs.*— Après avoir étudié les accidents opératoires et les complications ultérieures possibles, il nous reste à nous demander quels sont, en définitive, les résultats fournis par la nouvelle méthode de lithotritie.

Consultons, à cet égard, les statistiques qui sont entre nos mains :

Gross (1), sur 312 cas de lithotritie rapide personnels, a, nous dit-il, 17 morts, soit 5,45 0/0; il ajoute que cette proportion est moindre encore entre les mains de chirurgiens expérimentés, tels que Thompson, Bigelow, Van Buren, etc., qui n'ont que 5 à 3,33 0/0 de mortalité.

(1) Gross. Loc. cit.

« Sur 1,470 lithotrities pratiquées avec les méthodes anciennes, nous dit-il, et réunies en tableau dans mon Traité des maladies des voies urinaires, la mortalité était de 159, soit 10,81 0/0. »

Ainsi donc, d'après cet auteur, il n'y a aucun doute sur l'appréciation à porter au sujet de la lithotritie moderne ; une opération qui fait tomber la mortalité de 10 0/0 à 5 et même à 3 0/0, constitue un immense progrès.

Les chiffres qui nous sont fournis par Thompson (1) ne sont pas moins significatifs. « Depuis trois ans et demi, nous dit-il, j'emploie cette méthode à peu près exclusivement ; depuis deux ans, dans tous les cas. Durant ce temps, j'ai opéré 112 individus, aucun d'eux n'ayant eu à demander une seconde intervention. 89 de ces cas ont été rapportés en détail au Congrès international de Londres, du mois d'août 1881. L'âge moyen de ces 112 individus est de 62 ans 1/2. Le nombre des calculs uratiques est de 64 ; celui des calculs oxaliques est de 4 ; il y a 30 calculs phosphatiques, et 14 mixtes. Le nombre des morts n'est que de 3. C'est le meilleur résultat que j'aie obtenu. J'ai opéré une fois une semblable série de cas par l'ancienne méthode avec 6 morts seulement ; mais la moyenne des 400 cas rapportés à la Royal med. and chirurg. Society donnait une mortalité de 7 1/2 0/0. »

Ainsi donc, pour Thompson, comme pour Gross, il n'y a aucun doute. Une opération, qui fait tomber la mortalité de 6 et même 7 0/0, au-dessous de 3 0/0, constitue un immense bienfait.

L'examen de la statistique de M. Guyon fournit des résultats qui concordent parfaitement avec les précédents. Sur ses 226 observations, M. Desnos compte 12 morts, ce

____

(1) Sir Henry Thompson, Clinical lectures on diseases of the urinary organs, 7e édition, 1883.

qui donne une mortalité de 5,31 0/0, résultat tout à fait analogue à celui qu'a obtenu Gross, dont la mortalité, nous l'avons vu, est de 5,45 0/0. Mais, à propos de cette statistique, il importe de ne pas oublier la remarque que place M. Desnos en tête de ses observations; savoir que toutes ne s'appliquent pas à la lithotritie moderne proprement dite. Avant d'abandonner la méthode ancienne, M. Guyon a passé par une période de transition. « Les observations de 1878 et quelques-unes de 1879, dit M. Desnos, montrent qu'alors M. Guyon abandonnait le broiement avant qu'il ne fût complet, quand le temps écoulé était relativement considérable; mais bientôt il reconnut que la prolongation des séances était inoffensive, et, à partir de 1880, quand l'opération n'a pas été achevée en une fois, c'est qu'il s'est heurté à une des impossibilités dont nous avons parlé plus haut. »

Ainsi donc, il ne serait pas juste, bien que cette statistique soit déjà très favorable, de mettre la mortalité tout entière sur le compte de la nouvelle méthode.

Les résultats fournis par les 70 nouvelles observations que nous publions aujourd'hui sont beaucoup plus favorables. En effet, il n'y a, parmi elles, que deux morts. Encore, de ces ceux terminaisons funestes, il en est une que l'on ne saurait vraiment mettre sur le compte de la lithotritie rapide. Il s'agit d'un malade atteint de mal de Bright dont l'état général était des plus mauvais. Après avoir vainement tenté de l'améliorer pendant plusieurs semaines, M. Guyon a fini par céder aux sollicitations pressantes du malade et de sa famille, tout en ne se dissimulant pas le peu de chance d'une intervention chirurgicale quelconque, dans cette situation désespérée.

Le second cas de mort est celui d'un homme de 59 ans (obs. 14) qui, déjà, à trois reprises différentes, avait été lithotritié, dans le cours de l'année 1881. Les urines étaient troubles et ammoniacales ; néanmoins, son état général était satisfaisant et les reins semblaient à peu près intacts. Il fut lithotritié le 6 décembre 1882. L'opération ne présenta aucun incident digne d'être noté ; sa durée totale ne dépassa pas une demi-heure. Néanmoins, cinq jours après, le malade fut pris d'une fièvre violente ; les urines devinrent purulentes, des symptômes de péritonite se manifestèrent, et la mort survint le 14 septembre. L'autopsie fit constater une péritonite généralisée, dont la cause était dans une perforation de la vessie siégeant au fond d'une loge vésicale, développée derrière une hypertrophie prostatique.

Je ne chercherai pas à diminuer en quoi que ce soit la part de responsabilité qui incombe ici à l'acte opératoire ; mais il me semble juste de dire que rien, dans les manœuvres qui caractérisent la méthode nouvelle, ne peut être plus spécialement incriminé. Il est probable que la lithotritie ancienne eût déterminé chez ce malade, dont la vessie était depuis longtemps altérée, les mêmes accidents. (Nous apprenons, au dernier moment, que le malade de l'observation 25, qui était en cours de traitement, vient de succomber. Ce fait porte la mortalité à 3 cas sur 70.)

En résumé, l'examen des statistiques fournies par les chirurgiens les plus autorisés nous montre que les résultats de la lithotritie nouvelle sont excellents ; puisque la mortalité, en adoptant les chiffres les moins favorables, ne s'élève pas au-dessus de 5 0/0. Dans les relevés les plus récents de MM. Thompson et Guyon, elle s'abaisse même au-dessous de 3 0/0. Certes, nous citons ici des opérateurs à qui leur immense pratique donne un avantage tout particulier. Cependant, même entre les mains des chirurgiens moins familiarisés avec la lithotritie, la méthode de Bigelow donne de bons résultats. Cette remarque est importante à faire ; aussi avons-nous tenu à rapporter dans notre thèse les observations de lithotritie rapide, qui nous ont été fournies par différents chirurgiens. Certes, nous ne prétendons pas opposer ces quelques faits aux immenses statistiques dont nous venons de parler. Mais il est utile de noter que tout chirurgien suffisamment exercé aux manœuvres de la lithotritie, peut employer la méthode nouvelle et en obtenir d'excellents résultats. Cela revient à dire qu'il faudra toujours commencer par apprendre avec le plus grand soin le manuel opératoire de la lithotritie ancienne, et c'est seulement quand on sera rompu à sa pratique qu'on pourra aborder les longues séances avec le chloroforme et l'aspiration.

Nous venons d'examiner la lithotritie moderne au point de vue de la mortalité qu'elle donne; mais cela ne suffit pas. Il nous faut encore nous demander ce que deviennent ultérieurement les malades, quand ils ont échappé à tous les accidents, quand ils sont, en un mot, guéris de l'opération. La question qui doit nous occuper surtout ici, c'est celle de la récidive possible. Que la guérison soit survenue sans entrave, ou après l'une des complications que nous avons mentionnées, nous devons nous demander quelles garanties la lithotritie rapide offre au malade au point de vue des chances possibles d'une récidive. Ici encore, il semble à *priori* que la récidive ne doive pas se montrer avec la nouvelle méthode qui débarrasse complètement la vessie d'un seul coup. Mais il peut se faire qu'un fragment échappe aux recherches les plus minutieuses. De plus, la cause qui a produit le premier calcul peut agir encore pour en former un second. De nouveaux accès de colique néphrétique peuvent amener la formation, dans la vessie, d'un nouveau calcul d'acide urique. Quant aux concrétions phosphatiques, elles se produisent avec une grande facilité chez les malades dont la vessie ne se vide qu'incomplètement. A tel point même que Thompson ne fait pas entrer ces concrétions phosphatiques en ligne de compte dans ses statistiques de lithotritie. Avec des soins convenables, des lavages de la vessie soigneusement faits, les malades peuvent éviter la formation de ces dépôts phosphatiques. S'il s'en produit, le chirurgien est obligé d'en faire de temps en temps le broiement. La lithotritie n'est plus alors une opération curative, mais simplement palliative. A cet égard, l'opération nouvelle a encore l'avantage sur l'ancienne, dans laquelle les fragments restant dans la vessie dans l'intervalle des séances servaient constamment de noyau à ces concrétions phosphatiques dont nous parlons ici.

Ces cas particuliers mis de côté, on peut dire que les récidives sont rares. M. Desnos n'en note que 7 sur ses 226 observations ; nous n'en trouvons que 2 sur les 70 cas nouveaux que nous publions. La guérison est donc le plus souvent durable ; et, à part ces cas de cystites phosphatiques qui amènent sans cesse des récidives, l'on peut dire que l'un des premiers bienfaits de l'opération, l'un des plus marqués, c'est la guérison de la cystite calculeuse, qui causait parfois au malade de cruelles souffrances.

CHAPITRE VI.

L'étude des principes sur lesquels repose la lithotritie
moderne, l'examen du manuel opératoire et des instruments, le relevé des statistiques publiées, tout nous démontre que l'opération de Bigelow est une bonne opération. Dans la pratique, sa valeur dépendra de l'emploi
judicieux qu'on fera de la méthode. De là la nécessité, ici
comme partout en médecine opératoire, de poser, avec
autant de précision que possible, les indications et les
contre-indications.

Deux points sont à considérer dans cette étude : le calcul lui-même, et le malade qui en est porteur.

*a. Indications et contre-indications tirées du volume et
de la consistance de la pierre.* — A n'envisager que le calcul en lui-même, la lithotritie n'a d'autres limites que
celles qui lui sont imposées par la nécessité du broiement. Sous ce rapport, nul doute que les modifications
proposées par Bigelow n'aient singulièrement étendu le
champ de l'opération. Comme on emploie des instruments
plus puissants, comme on ne craint plus surtout de prolonger, pendant un temps fort long, les manœuvres in-
travésicales, on peut s'adresser à des calculs beaucoup
plus volumineux et plus durs que ceux qu'on réservait
autrefois pour la lithotritie. En effet, avant l'apparition de
la méthode de Bigelow, on n'était pas arrêté seulement

par l'impossibilité de saisir et de broyer la pierre, mais aussi par la crainte de laisser dans la vessie des fragments volumineux, aigus et très offensifs, que la courte durée des séances d'alors ne permettait pas de réduire à des proportions moins dangereuses. Aujourd'hui cette crainte a disparu ; à supposer même qu'on ne puisse débarrasser complètement la vessie en une seule séance, on peut pousser le broiement assez loin pour que les quelques fragments restant ne soient pas une source de danger.

Quelques exemples nous permettront de montrer jusqu'à quel point la méthode nouvelle a permis de reculer les bornes de la lithotritie.

Déjà nous avons cité ce fait de Cheever, dans lequel un calcul d'oxalate de chaux, du volume d'un gros marron d'Inde, fut heureusement enlevé dans une séance qui dura trois heures. Thomas Wright rapporte, dans la *Lancette* de 1882, le cas d'un calcul d'oxalate de chaux, pesant 112 grains, qui fut complètement enlevé en quarante-cinq minutes. Le malade, opéré le 13 novembre, partit chez lui le 25, sans avoir eu d'accident.

Dans le *British medical* de 1882 se trouve relaté un fait du Dr James Adams, dans lequel un calcul d'oxalate de chaux de 5 drachmes, tellement dur qu'on se demandait si le lithotriteur pourrait le briser, fut enlevé en une seule séance qui dura un peu plus d'une heure. Le lendemain, il y eut issue d'un petit fragment, le malade sortit guéri le quatorzième jour. Dans la communication qu'a bien voulu nous faire le Dr Keyes, de New-York, il nous dit qu'avec son lithotriteur fenêtré il a pu débarrasser, en une demi-heure, la vessie d'un jeune homme d'une pierre d'oxalate de chaux pur du poids de 30 grammes.

Nous avons cité les calculs d'oxalate de chaux à cause de la dureté particulière inhérente à leur composition chimique. Une autre catégorie de calculs offrant de grandes difficultés au point de vue de la lithotritie, ce sont ceux qui ont pour noyau un corps étranger. Le Dr Keyes nous relate aussi le fait d'un vieillard qui avait, comme noyau d'une pierre phosphatique, à peu près trois centimètres d'une sonde en caoutchouc du n° 18 Charrière. Dans ce cas, le Dr Keyes n'a pas éprouvé la moindre difficulté à écraser et à vider par le tube les débris de ce noyau.

Un cas analogue, tiré de la pratique de M. Guyon, est rapporté dans la thèse de M. Desnos. Un fragment de bougie avait été le noyau de formations calcaires. Des tentatives d'extraction nombreuses, mais courtes et répétées, avaient échoué, et déterminaient chaque fois une forte élévation de température. Cinq séances prolongées permirent d'amener au dehors le corps étranger et de broyer les dépôts calcaires; la fièvre ne se reproduisit plus.

Au point de vue du volume exceptionnel des calculs, nous avons cité déjà le cas de ce maître d'hôtel opéré par Harrisson, dont la pierre avait tout près de trois pouces de diamètre. Comme elle était trop large pour qu'on pût la faire éclater en la saisissant en travers avec le lithotriteur, le chirurgien se contenta de la briser d'abord à la circonférence jusqu'à ce qu'il eût assez réduit son volume pour pouvoir la saisir et fermer l'écrou de l'instrument. Il la fit d'abord éclater avec un lithotriteur fenêtré, puis il la pulvérisa avec un lithotriteur à mors plats. L'opération dura deux heures et dix minutes; la convalescence ne fut entravée que par un accès de fièvre, et le trente-deuxième jour le malade quitta l'infirmerie. Le calcul était composé de phosphate, avec un faible mélange d'urate. Son poids était d'environ 2 onces 1/2.

Comme exemples des pierres les plus volumineuses qui aient été enlevées par la lithotritie rapide, Harrisson mentionne encore un cas cité par M. Walter Coulson, dans lequel les fragments pesaient 4 onces et 140 grains; un autre de M. Thomas Smith, où 4 onces de débris phosphatiques furent enlevés.

Parmi les cas publiés par le docteur Freyer (1), il en est un dans lequel un calcul d'acide urique de 3 onces 1/4 fut enlevé de la vessie en une heure et six minutes. Le malade, qui était dans un état misérable à son entrée à l'hôpital, en sortit, dix jours après l'opération, très bien portant.

Parmi les faits de sa statistique, M. Desnos appelle particulièrement l'attention sur trois cas qui, dit-il, sont de véritables conquêtes pour la lithotritie. Dans le premier, le calcul mesurait 5 centimètres; une première séance, prolongée pendant quarante-sept minutes, amena une quantité considérable de débris; l'aspiration ne fit pas entendre de cliquetis, les symptômes disparurent, et on pouvait croire la vessie débarrassée, quand une seconde séance fit trouver encore un calcul de 2 centimètres, qui fut broyé sans accident.

Dans la seconde observation, la pierre avait plus de 5 centimètres. Quatre-vingt-cinq grammes de débris furent extraits en deux séances, dont la première avait duré une heure.

Enfin, dans le troisième cas, le calcul mesurait plus de 5 centimètres et demi dans un de ses diamètres et avait semblé trop volumineux pour être extrait par la taille périnéale, aussi tout avait été préparé en vue de la taille hypogastrique. La lithotritie en vint à bout. L'opération fut laborieuse; la percussion seule put faire éclater le calcul; il resta dans la vessie des débris que le malade expulsa les jours suivants. Trois semaines après, la vérification

(1) Indian médical Gazette, décembre 1882 et février 1883.

permit de constater que la vessie était complètement débarrassée.

On trouvera, dans un travail d'un élève de M. Guyon, le Dr Jamin (1), les détails de deux faits nouveaux tirés de la pratique de son maître, démontrant, comme les précédents, jusqu'où la méthode nouvelle a reculé les bornes de la lithotritie.

Le premier de ces faits est relatif à un homme de 62 ans, chez lequel deux calculs volumineux de 4 centimètres et demi et durs (acide urique), furent broyés et évacués en deux séances de lithotritie : l'une d'une heure et trois minutes, l'autre de trente-huit minutes. Il n'y eut aucun accident consécutif; la cystite antérieure fut rapidement améliorée; la guérison était complète en dix-sept jours.

Dans la seconde observation, un jeune homme de 18 ans fut complètement débarrassé en une seule séance, ayant duré une heure et demie, d'un calcul de près de 5 centimètres, et très dur, composé d'oxalate et d'urate mélangés. Malgré plusieurs poussées de néphrite consécutives à l'opération, la guérison était complète en trois semaines.

Nous pourrions multiplier les exemples; ceux qui précèdent suffisent à démontrer combien le champ de la lithotritie a été étendu par l'apparition de la méthode de Bigelow. On peut dire qu'aujourd'hui il est peu de calculs qui, au point de vue opératoire, ne soient pas justiciables du broiement. A moins d'une dureté extrême, qui les fasse résister aux lithotriteurs fenêtrés les plus puissants et à l'emploi de la percussion, le volume des calculs est bien rarement par lui-même une contre-indication. Dans l'état

(1) Jamin. Note sur l'application de la lithotritie à séances prolongées au traitement des calculs volumineux, in Annales des maladies des organes génito-urinaires, février 1883.

Kirmisson.   3

actuel de la science, et avec l'appareil instrumental dont
nous pouvons disposer, c'est vers 6 centimètres que le volume de la pierre devient un obstacle absolu à la lithotritie. Nous ne pouvons toutefois nous empêcher de rappeler que, pour être traités par le broiement avec chance de
succès, des calculs d'une pareille grosseur demandent un
opérateur expérimenté.

Non seulement la méthode nouvelle a singulièrement
reculé les bornes de la lithotritie; mais, par contre-coup,
elle a exercé une influence considérable sur les destinées
de la lithotomie. On sait où en est, à l'heure actuelle, cette
question. Les progrès de la médecine opératoire ont rappelé l'attention des chirurgiens sur la taille hypogastrique,
qui, après avoir joui d'une grande faveur, était tombée
complètement dans l'oubli. L'extension considérable qu'a
prise la lithotritie, en ne laissant plus à la lithotomie que
les calculs exceptionnellement durs et volumineux, constitue un argument de plus en faveur de la taille hypogastrique. De pareilles pierres ne pourraient être extraites
par le périnée qu'une fois morcelées, au prix des manœuvres les plus dangereuses; la voie hypogastrique leur offre,
au contraire, une large issue.

b. *Indications et contre-indications tirées de l'état du malade lui-même.* — 1° *Lésions rénales.* — Dans le parallèle
qu'on faisait autrefois entre la taille et la lithotritie, ce
n'étaient pas seulement les questions de volume et de consistance de la pierre qui intervenaient, mais aussi l'examen
du malade. Avec une pierre même modérément grosse et
friable, on préférait quelquefois la lithotritie à la taille à
cause de l'état des voies génito-urinaires, et surtout de
l'état des reins. Chaque séance de lithotritie constituant,
pour ces malades dont les reins sont profondément altérés,

un danger grave, on préférait, à une méthode qui exigeait des interventions répétées, la taille, qui, en une seule fois, débarrassait le malade de son calcul. Avec cette dernière, le traumatisme opératoire était certainement plus à craindre, mais on évitait de soumettre quatre ou cinq fois de suite des organes aussi sensibles à des causes multiples d'inflammation.

On voit tout de suite qu'à ce point de vue, la lithotritie rapide de Bigelow ne constitue pas un progrès moindre qu'en ce qui concerne le volume et la consistance de la pierre, les obstacles matériels au broiement. Du moment où il est possible de débarrasser la vessie en une seule séance par la lithotritie, la taille perd ce dernier avantage, qu'elle conservait jusqu'ici, d'être une opération rapide opposée à une méthode lente de traitement. Nous pouvons donc immédiatement poser en principe que les complications rénales, tout en constituant une circonstance défavorable, ne sont point une contre-indication absolue à la nouvelle lithotritie.

Telle est la manière de voir que nous trouvons exprimée par sir Henry Thompson(1). Chez ces malades, nous dit-il, il faut produire le moins d'irritation possible. On a recours à l'évacuation de la vessie en une seule séance. Ce qu'il faut craindre chez eux, c'est le passage de la lésion rénale à l'état aigu. A la moindre apparence de fièvre ou de douleur lombaire, il faut appliquer des cataplasmes chauds de farine de lin, mélangée d'un peu de farine de moutarde, sur les reins. Il importe également d'assurer le fonctionnement régulier de l'intestin.

(1) A System of Surgery, t. III, p. 303, Urinary diseases by Thompson, 1883.

Harrisson (1) se range à la même manière de voir. Il commence par faire remarquer que l'existence d'une altération du rein est également défavorable pour la taille et pour la lithotritie. C'est, dit-il, une question délicate que de se décider, en pareil cas, pour l'une ou l'autre intervention. La lithotritie lui semble causer moins de choc traumatique que la taille ; elle est aussi moins effrayante pour le malade ; c'est ce qui le porte à lui donner la préférence.

Il rappelle, à ce propos, les paroles de sir James Paget, qui signale des urines abondantes, d'un poids spécifique peu élevé, contenant ou non de l'albumine, comme un danger, même si l'on pratique le cathétérisme le plus doux.

On sait combien, de son côté, M. le professeur Guyon insiste, dans ses leçons, sur la polyurie trouble, comme signe diagnostique de la néphrite interstitielle dans les maladies des voies urinaires. A chaque fois que cet état des reins peut être soupçonné, il y a un grave danger ; mais ce n'est point une raison pour priver le malade d'une intervention chirurgicale, qui, même dans ces circonstances fâcheuses, peut être suivie de succès.

Nous ne saurions mieux faire que de rapporter, à cet égard, les propres paroles de M. Guyon (1) : « Les lésions rénales, dit-il, et la néphrite interstitielle elle-même ne constituent pas une contre-indication à l'intervention. Elles la rendent incertaine dans ses résultats ; mais, toute périlleuse qu'elle soit, l'intervention s'impose au malade et au chirurgien. L'un a le devoir de se soumettre, et l'au-

(1) Harrisson, lithotomy, lithotrity, etc., London, 1883.

(2) Guyon. Contribution clinique à l'étude de la taille hypogastrique. Annales des Maladies des organes génito-urinaires, décembre 1882 et janvier 1883.

tre l'obligation d'agir. Le bénéfice d'opérations faites dans ces conditions peut être très grand si la vessie est débarrassée. Aussi bien après la lithotritie qu'après la taille, nous avons vu cesser des menaces souvent fort graves et le retour à la santé faire place à l'état le plus précaire.

« Il en a été ainsi, par exemple, chez un malade opéré à la fin de l'année dernière. Calculeux urique, ayant des symptômes manifestes depuis plus de cinq années, âgé de 65 ans; ce malade eut plusieurs accès de fièvre sous la seule influence du passage des bougies et fut, pendant quinze jours, dans un état grave à la suite de l'opération, malgré les précautions successives prises avant, pendant et après cet acte préliminaire indispensable. Nous avions dû demander au malade, qui désirait la lithotritie, l'autorisation de le tailler, si le broiement était impossible. Nous pûmes cependant broyer, avec le n° 3, un calcul urique de 5 centimètres qui ne céda qu'au marteau et exigea quarante-cinq minutes de broiement. Le malade guérit sans accidents et a retrouvé une santé parfaite.

« Le débarras de la vessie a donc une influence manifeste sur la marche des lésions rénales, et cette influence peut aussi heureusement s'exercer par la lithotritie que par la taille ; mais il ne faut pas oublier qu'elle s'exerce d'autant mieux que l'opération a déterminé le moindre traumatisme. C'est pour cela que, dans ces cas, la lithotritie restera supérieure à la taille.

« Le traumatisme est, à coup sûr, une condition inhérente à tout acte chirurgical, et ce serait une prétention singulière que d'affirmer qu'une opération en est exempte. La lithotritie la mieux faite détermine, elle aussi, un certain degré de traumatisme. Elle le réduit, il est vrai, au minimum, et, même dans les séances prolongées, le traumatisme de la lithotritie ne saurait être mis en parallèle avec celui de la taille hypogastrique la plus simple et la mieux exécutée. »

Et plus loin, M. Guyon ajoute : « Opérer avec le moins de traumatisme possible doit, d'ailleurs, être la règle du chirurgien appelé à traiter les calculeux. »

Nous trouvons, dans la thèse de M. Desnos, un fait bien démonstratif au sujet de l'influence heureuse que peut exercer la lithotritie rapide, même dans les cas de pyélonéphrite. Il s'agit d'un malade de 54 ans dont la néphrite était ancienne, et qui avait eu plusieurs poussées aiguës pendant un séjour de trois mois à l'hôpital ; or, ce fut précisément la période du traitement après l'opération qui fut apyrétique.

Mais, nous ne saurions fournir d'exemple plus probant, à cet égard, que celui qui nous est présenté par notre observation XXIV, tirée de la pratique de M. Guyon.

Comme le dit l'observation, ce malade est un type de rénal grave. Agé de 42 ans, il souffre de coliques néphrétiques depuis l'âge de 35 ans. Depuis un mois, tous les symptômes qu'il accuse se sont aggravés. Quand M. Guyon l'a opéré, le 23 mai dernier, son état était le suivant : il accusait des douleurs vives à la pression de la région lombaire, des deux côtés ; il avait perdu l'appétit et vomissait fréquemment ; il offrait un amaigrissement marqué et une teinte terreuse de la peau. Les urines étaient très purulentes, de couleur jaune pâle, présentant, en un mot, tous les caractères des urines rénales.

Malgré la pyélo-néphrite existante, la lithotritie fut faite le 23 mai ; plusieurs calculs de 2 centimètres à 2 centimètres 1/2 de diamètre furent broyés ; l'opération dura trente-six minutes. Pendant six jours, le malade eut des vomissements presque incessants ; particularité intéressante qu'il faut mettre, bien évidemment, sur le compte de

sa lésion rénale, et non attribuer au chloroforme seul.
Mais il n'y a pas eu de fièvre ; et, aujourd'hui, à part un
certain degré de cystite, l'état du malade est satisfaisant.

Nous pouvons donc conclure que les lésions rénales pré-
existantes ne constituent point une contre-indication à la
lithotritie rapide. Au contraire, en permettant d'achever
l'opération en une seule séance, la méthode nouvelle a
élargi ici, comme sur d'autres points, le champ de la lithotritie. Mais il y a lieu de faire, à cette règle, une restriction importante. Il faut, en effet, que les lésions rénales
ne soient point à l'état aigu. Si le malade a des accès de
fièvre, il faut absolument, pour agir, attendre que la poussée aiguë de néphrite soit calmée. Dans ces cas, bien en-
tendu, le pronostic reste toujours réservé, et l'inflammation rénale demeure la complication la plus grave à la suite
de la lithotritie. Sur les 12 cas de mort qu'il a relevés
parmi ses 226 observations, M. Desnos en compte 7 qui
peuvent être mis sur le compte de l'inflammation des
reins.

Si la néphrite interstitielle et la pyélo-néphrite ne constituent point des contre-indications absolues à l'opération, mais seulement des contre-indications temporaires,
pendant leur période aiguë, il n'en est pas de même du
mal de Bright. Ici la contre-indication est formelle. Des
2 cas de mort que nous avons notés dans les 70 nouvelles
observations de M. Guyon, il en est une survenue chez un
brightique. Tous les efforts de la thérapeutique avaient
été impuissants à améliorer l'état de ce malade, et le chirurgien n'était intervenu que malgré lui, cédant aux sollicitations du patient et de sa famille. La mort est survenue,
non pas à la suite d'une poussée aiguë de néphrite, mais
bien, au bout de quelques heures, dans le coma.

M. Guyon (1) n'hésite pas à reconnaître que le traumatisme opératoire doit être incriminé dans ce cas, et le mal de Bright constitue pour lui une contre-indication formelle.

Il n'en est pas de même de la glycosurie. On trouvera, dans les observations de M. Guyon, plusieurs cas de diabétiques opérés heureusement par la lithotritie. Il importe seulement de préparer ces malades à l'opération par un traitement convenable. Nul doute que la lithotritie rapide ne soit la méthode de choix dans ces cas où il importe de réduire le traumatisme à son minimum de gravité.

2⁰ *Cystite*. — Pas plus que les lésions rénales, la cystite ne constitue une contre-indication à la nouvelle méthode de lithotritie. Telle est la fréquence de cette complication que, si elle devait faire écarter l'opération, le champ de la lithotritie rapide se trouverait singulièrement rétréci. Tout nous démontre, au contraire, qu'il n'en est rien ; et, dans l'immense majorité des cas, un des premiers bienfaits de l'opération est justement d'améliorer, ou même de faire disparaître rapidement l'inflammation de la vessie. Un des plus forts arguments qu'on pouvait opposer à la lithotritie ancienne, c'était d'aggraver, par la présence des fragments entre chaque séance, l'état inflammatoire de la muqueuse vésicale. Pas n'est besoin d'insister pour prouver qu'en enlevant d'un seul coup tous les débris calculeux, la méthode nouvelle constitue un immense progrès.

Nous ne saurions mieux faire, pour montrer quels bienfaits on peut attendre en pareil cas de la lithotritie rapide, que de citer ici notre vingt-cinquième observation, empruntée à la pratique de M. Guyon. Il s'agit d'un vieillard

(1) Communication orale.

de 70 ans, qui, depuis trois ans, avait des hématuries et des symptômes de cystite extrêmement violente pour lesquels il avait été traité dans plusieurs hôpitaux. Entré à l'hôpital Necker dans le service de M. Blachez pour des troubles cardio-pulmonaires, il avait encore les jambes enflées, quand il passa dans les salles de M. Guyon. Il accusait des douleurs vives à l'extrémité de la verge et des besoins fréquents d'uriner, avec des crises douloureuses extrêmement violentes, qui se produisaient tous les quarts d'heure. Les urines étaient foncées, purulentes. On reconnut l'existence d'un volumineux calcul d'acide urique. C'est dans ces conditions que la lithotritie fut entreprise le 15 mai. L'opération, dont on pourra lire les détails dans le tableau annexé à notre thèse, présenta des difficultés sérieuses ; le calcul mesurait 4 centimètres 1/2 ; la percussion fut nécessaire. La séance, y compris la chloroformisation, dura une heure et huit minutes. Bien que le malade eût été opéré en pleine cystite, il n'a pas eu de fièvre. Dès le lendemain, les crises douloureuses ont diminué d'intensité et de fréquence. Les urines sont rapidement devenues plus claires et moins purulentes. L'état général du malade rendait dangereuse une trop longue cloroformisation. La première séance resta donc incomplète. Une seconde séance eut lieu le 30 mai, et dura vingt-sept minutes. A la fin, l'aspiration donna encore un cliquetis très fort. Il existe donc un fragment important qu'il faudra broyer. Mais l'amélioration est telle, que, dès aujourd'hui, on est en droit de compter sur la guérison. (Nos renseignements nous permettaient de tenir un pareil langage, mais, comme nous l'avonsdéjà dit, des complications sont survenues, la fièvre s'est allumée et le malade a fini par succomber.)

L'atonie, la paralysie vésicale avec rétention d'urine ne sont point une contre-indication. Ainsi que le note Thomp-

son, la vessie, dans ces cas, est habituée au contact des
instruments. Mais ici, il ne faut pas compter sur la possibilité de l'évacuation spontanée des fragments. Aussi faut-
il, plus que jamais, insister sur le broiement et sur l'aspiration. Les lavages évacuateurs n'ont en pareil cas, que
peu de valeur, car ils nécessitent la contraction de la vessie. L'inertie vésicale se prête au contraire admirablement
à l'emploi de l'aspiration, qui est ici la méthode de choix
pour l'évacuation des fragments.

L'existence de cellules, de poches vésicales, est une circonstance très défavorable. Des fragments peuvent se ca-
cher dans les recoins de ces vessies profondes, augmenter
l'inflammation sans qu'on puisse arriver à les évacuer. Le
pronostic est grave, en pareil cas, malheureusement le
diagnostic est bien souvent impossible. Si l'on pouvait l'é-
claircir avant d'opérer, dit Thompson, il serait peut-être
moins dangereux de faire la taille que la lithotritie.

Harrisson cite un fait qui vient à l'appui de l'opinion
précédente : « Je me souviens ici, dit-il, d'une observation
qui se présenta naturellement à moi, en voyant l'autopsie
d'un malade lithotritié. A la fin de l'opération, le volume
des fragments enlevés devrait être rigoureusement propor-
tionnel à celui de la pierre déterminé à l'aide du lithotriteur.
Dans ce cas, bien que la pierre fût très volumineuse, 70
grains seulement de calculs d'acide urique furent enlevés
par plusieurs lavages. Comme on ne pouvait trouver d'autres fragments, on en conclut que tout avait été enlevé.
Après la mort, la plus grande partie du calcul fut trouvée
complètement cachée dans une poche, où elle avait proba-
blement causé la cystite qui devint fatale ».

Déjà nous avons insisté sur ce cas de la pratique de
M. Guyon dans lequel une poche vésicale devint, après la

lithotritie, le siège d'une perforation, et le point de départ d'une péritonite mortelle.

Tous les faits sont donc d'accord pour attribuer à la disposition de la vessie, dite vessie à cellules, un caractère fâcheux dans la pratique de la lithotritie.

3° *Tumeurs de la vessie.* — Thompson dit avoir opéré trois fois dans ces conditions ; deux fois, la tumeur était cancéreuse. La seule indication spéciale, ajoute-t-il, est d'opérer avec une douceur et un soin extrême, afin d'éviter l'hémorrhagie. Dans ces cas, l'espace pour opérer était limité ; mais c'est à peine une objection sérieuse si la pierre n'est pas trop volumineuse. Chacun des cancéreux opéré vécut quelque temps après l'évacuation de son calcul, et ses souffrances furent beaucoup diminuées.

Parmi les opérations dont notre ami, le Dr Bazy, nous a communiqué l'observation, il en est une qui a été pratiquée sur un homme de 55 ans, portant en même temps qu'un cancer de la prostate un calcul phosphatique de deux centimètres environ. L'opération dura 10 minutes ; on fit à peine de lavage et d'évacuation. Les suites furent fort simples ; les débris du calcul sortirent spontanément. Le malade, opéré le 16 octobre 1882, vécut jusqu'en avril 1883, époque à laquelle il succomba à la généralisation de son cancer.

Dans ces cas de tumeurs, aussi bien que dans ceux de cystite fongueuse, la muqueuse est extrêmement friable, et donne facilement lieu à des hémorrhagies. C'est une raison pour opérer avec plus de douceur encore que d'habitude, s'il est possible ; et pour ne recourir qu'avec une réserve très grande à l'aspiration.

Les lavages évacuateurs méritent la préférence, comme exposant moins aux pertes de sang.

4° *Hypertrophie de la prostate.* — Pas n'est besoin d'insister sur la coexistence fréquente de l'hypertrophie de la prostate et de l'affection calculeuse. Mais, tout en créant, dans certains cas, des difficultés plus ou moins grandes pour la lithotritie, l'augmentation de volume de la prostate ne constitue que dans des cas tout à fait exceptionnels, une véritable contre-indication. Il est très rare, en effet, que, malgré l'emploi de tous les moyens appropriés, le chirurgien ne puisse arriver à franchir la prostate.

Thompson note que, lorsque la glande est très volumineuse, de forme irrégulière, comme lors d'excroissances polypoïdes ou de masses arrondies dans la vessie, c'est là une complication sérieuse. Cependant, dit-il, il y a moins de difficultés qu'on ne le croirait à priori. L'essentiel, c'est de prendre de grandes précautions pour éviter l'hémorrhagie, de n'imprimer que des mouvements doux et limités au lithotriteur. Ici encore, il ne faut avoir recours qu'avec une réserve extrême à l'aspirateur, qui expose à l'hémorrhagie. Et cependant il y a un grand intérêt à évacuer complètement tous les débris, car on ne peut compter sur l'expulsion spontanée, et des fragments séjournant dans ces poches vésicales qu'on trouve si souvent derrière une grosse prostate sont capables d'y déterminer des accidents de cystite mortels. Aussi, dans un cas de cette nature, Thompson a-t-il eu recours à une opération particulière. Après avoir broyé et évacué, comme à l'ordinaire, la plus grande partie du calcul, il plaça le malade dans la position de la taille, fit à la portion membraneuse de l'urèthre une petite ouverture qu'il dilata avec le doigt, puis il pratiqua, avec des pinces, l'extraction des quelques fragments qui restaient, afin de vider complètement la vessie ; une large sonde en gomme fut introduite par la plaie périnéale; il y eut un soulagement complet, et le malade guérit.

Au Congrès de Londres, en 1881, Teevan s'est occupé de cette question de l'existence d'un calcul chez un vieillard, porteur d'une grosse prostate, et ne pouvant uriner qu'avec la sonde. Il y a, dit-il, en pareil cas, trois indications : Enlever la pierre, rendre à la vessie son état physiologique, fournir au malade une route courte et rapide, conduisant dans la vessie.

Se basant sur les indications précédentes, Teevan conseille la lithotritie suivie immédiatement de l'uréthrotomie externe.

Cette combinaison de la taille et de la lithotritie, qui semble un retour vers la lithotritie périnéale de Dolbeau, n'a pas encore été pratiquée un nombre de fois suffisant, pour qu'on puisse porter sur elle une appréciation. C'est, comme le dit Guyon, dans son étude sur la taille hypogastrique, un sujet qui mérite d'être étudié.

Il semble néanmoins que de pareilles opérations doivent toujours rester des procédés d'exception.

De son côté, Harrisson examine ce qu'il convient de faire dans ces cas de prostates très volumineuses avec rétention d'urine. La crainte de l'hémorrhagie, les dangers de l'évacuation incomplète de la vessie, et surtout la possibilité de débarrasser par une même opération le malade de sa pierre et de sa tumeur prostatique, lui font donner la préférence à la taille. Il appuie son opinion sur un cas de *prostatotomie* qui a donné à M. Lund un très beau succès ; lui-même il a pu deux fois par la taille enlever à la fois une pierre et une tumeur prostatique. Il cite enfin un cas du Dr John Ashhurst, de Philadelphie, qui, dans une taille médiane faite pour retirer de la vessie un fragment de sonde, put enlever en même temps un troisième lobe prostatique, et procurer à son malade une guérison complète.

On le voit, dans les cas extrêmes d'hypertrophie prostatique. il y a, entre les chirurgiens, quelques dissidences, les uns préférant la taille, les autres la lithotritie, ou encore une combinaison des deux opérations. Mais, nous le répétons, sauf les cas où l'hypertrophie de la prostate apporte un obstacle absolu à la pénétration du lithotriteur, elle ne devient pas une contre-indication à la lithotritie.

5° *Rétrécissements de l'urèthre.* — Il semble que les rétrécissements de l'urèthre constituent l'une des contre-indications les plus formelles à la nouvelle méthode de lithotritie, puisqu'elle exige un canal assez large pour permettre le passage facile d'instruments volumineux. Et de fait, dans certains cas, il paraît qu'il en est réellement ainsi. Voici comment s'exprime, à cet égard, Sir Henry Thompson : Souvent on peut employer la lithotritie ; mais lorsque la pierre est volumineuse et dure, que le rétrécissement est étroit, serré, de vieille date, la taille est préférable. Lors de rétrécissement organique, dit-il, mais bien dilatable, je place une sonde en gomme à demeure pendant quelques jours avant le broiement. Lorsque l'urèthre a été ainsi dilaté jusqu'au n° 12 de l'échelle anglaise, le cathéter est enlevé, et l'on retire la plus grande partie possible du calcul. Si l'on ne peut tout enlever en une séance, on fixe de nouveau le cathéter, et l'on peut faire une nouvelle séance deux ou trois jours après. Les débris doivent être fins, et l'on prend pour les évacuer un cathéter n° 12 (filière anglaise). J'ai ainsi obtenu plusieurs fois des succès, complètant ordinairement l'opération en deux à quatre séances, avec deux ou trois jours d'intervalle entre chacune d'elles. Il est évident qu'il faut se servir de petits lithotriteurs et broyer plus finement que de coutume.

Les rétrécissements de l'urèthre ne constitueront donc que bien rarement une contre-indication formelle à la lithotritie. Grâce à la dilatation, grâce à l'uréthrotomie interne, on arrivera presque toujours à donner au canal un calibre suffisant pour permettre l'emploi de la nouvelle méthode. Ce sera seulement une raison pour y apporter quelques modifications. On devra se servir d'instruments moins volumineux que de coutume, et parfois recourir à plusieurs séances de broiement. Une observation de la thèse de M. Desnos est instructive à cet égard. Le malade porteur d'un calcul phosphatique assez volumineux, avait en même temps, depuis de longues années, un rétrécissement. La dilatation graduelle n'arrivait pas à donner au canal un calibre suffisant, M. Guyon pratiqua l'uréthrotomie interne, puis, un mois après, il eut recours à la lithotritie, qui, chez ce malade atteint de néphrite interstitielle, donna cependant un excellent résultat.

Le Dr Gouley a publié dans le *New-York med. Record* un cas dans lequel il a pratiqué dans une même séance l'uréthrotomie interne et la lithotritie. Nous aimerions mieux, en pareille circonstance, suivre la pratique de M. Guyon, et ne faire la lithotritie que quelque temps après avoir incisé le rétrécissement.

Une observation d'Harrisson est curieuse à rapporter au point de vue des relations existant entre les rétrécissements de l'urèthre et la présence de calculs vésicaux. Dans ce cas, qui s'est terminé par la mort, la pierre était compliquée d'un rétrécissement de la portion membraneuse de l'urèthre.

Sept jours après l'opération, alors que le malade avait déjà quitté l'infirmerie, une rupture de l'urèthre en arrière du rétrécissement et une infiltration d'urine se produisirent, et causèrent la mort, en dépit de larges incisions. « Bien que l'opération ait été très simple et facile, et que l'eau dans l'aspirateur fût à peine teintée de sang, il est possible, dit l'auteur, que les manœuvres aient été nuisibles à un urèthre depuis si longtemps malade, et aient contribué au résultat fatal. Avant la lithotritie, j'avais dilaté l'urèthre, de sorte que le lithotriteur passait facilement.

« Je pense que si j'avais de nouveau un cas semblable dans lequel le rétrécissement serait tout à fait serré ou chronique, je préférerais la taille à la lithotritie; car, avec cette dernière, il est impossible d'éviter les accidents, auxquels les personnes souffrant d'un rétrécissement sont quelquefois exposées, tels que les abcès péri-uréthraux et l'infiltration d'urine. D'un autre côté, il est juste de dire que cette infiltration peut n'avoir eu aucun rapport avec l'opération de la pierre. »

Ainsi donc, à propos des rétrécissements, comme pour l'hypertrophie prostatique, il peut y avoir des cas exceptionnels dans lesquels la taille soit préférable. Mais dans l'immense majorité des circonstances, un traitement préalable convenable, dilatation ou uréthrotomie, permettra de recourir avantageusement à la lithotritie. Ici encore la méthode nouvelle est bien supérieure à l'ancienne, puisqu'avec elle, on a bien moins à craindre l'engagement des fragments et les accès de fièvre, chez ces malades dont les voies urinaires sont le plus souvent en fort mauvais état.

A côté des circonstances pathologiques diverses qui accompagnent l'existence d'un calcul, nous devons nous préoccuper du sexe et de l'âge même des sujets. Chez l'homme adulte, l'âge n'est jamais une contre-indication ; même dans la vieillesse la plus avancée, la lithotritie rapide a pu être employée avec succès. Et ce n'est pas là un mince avantage, pour des vieillards qui ne supportent que difficilement le repos au lit, et dont les organes urinaires bien souvent lésés devenaient le point de départ de complications formidables, quand des fragments étaient laissés dans la vessie, après chaque séance de la lithotritie ancienne.

Ainsi donc, à partir de l'âge adulte et dans le sexe masculin, le nombre des années n'est jamais une contre-indication à la méthode nouvelle. Mais nous avons à nous
demander s'il en est de même chez la femme, et chez les
enfants.

C. *Indications et contre-indications de la lithotritie rapide
chez la femme.* — On sait quelles étaient les objections
qu'on faisait autrefois à la lithotritie chez la femme. Les
manœuvres sont chez elle rendues plus difficiles par l'absence de la prostate, qui fait que la paroi vésicale se laisse
partout déprimer, et que la recherche des fragments devient plus pénible. De plus, la conformation de l'urèthre
est telle qu'il est bien difficile de retenir dans la vessie une
quantité de liquide suffisante. Toutes ces objections n'ont
qu'une valeur restreinte; déjà nous avons vu qu'au besoin,
on pouvait opérer à sec; si les manœuvres sont rendues un
peu plus difficiles par la conformation anatomique des
parties, elles ne sont pas pour cela impossibles. Mais il est
d'autres objections plus sérieuses tirées de la comparaison
qu'on peut faire entre la lithotritie et les autres opérations
applicables à la cure de l'affection calculeuse chez la femme.
La dilatation de l'urèthre accompagnée au besoin de quelques débridements suffit parfaitement pour permettre l'extraction des pierres peu volumineuses. Quant aux très
gros calculs, ils sont traités par la taille vaginale avec tant
de sécurité et si peu de difficultés opératoires, disait-on,
qu'il est bien préférable d'y recourir plutôt que de prolonger pendant un temps dangereux les manœuvres de la lithotritie.

Aujourd'hui que nous avons appris à ne plus redouter

Kirmisson.   7

la prolongation des séances, les objections précédentes ont
perdu une grande partie de leur valeur. Sans doute, les
petites pierres continueront à être avantageusement extraites par la dilatation de l'urèthre, associée au besoin
avec les débridements. Mais si la pierre est assez grosse
pour qu'on doive craindre l'incontinence d'urine après son
extraction par l'urèthre, on ne devra pas d'emblée recourir
à la taille vaginale. Celle-ci, en effet, est une opération
sanglante; elle peut donner naissance à des fistules vésico-
vaginales persistantes. La lithotritie cause certainement
un moindre traumatisme et doit lui être préférée. C'est
seulement le volume énorme du calcul s'opposant à sa
prise, ou sa dureté considérable en empêchant le broiement,
qui constituent à l'heure actuelle des indications à la taille
vaginale. De sorte qu'ici encore l'apparition de la méthode
nouvelle a élargi les indications de la lithotritie.

Thompson adopte chez la femme la lithotritie moderne.
Tout chirurgien capable de la faire chez l'homme, pourra,
dit-il, la pratiquer chez la femme. La convalescence est plus
rapide encore que chez l'homme.

M. Guyon (1) a également appliqué chez la femme les
données de la lithotritie moderne. « L'innocuité des séances
prolongées nous a permis, dit-il, d'opérer le 16 mars dernier à l'hôpital Necker, une jeune fille dont le calcul était
assez volumineux pour avoir pu fournir 62 grammes 50 de
fragments pesés après dessiccation complète. Nous avons
d'abord broyé la pierre avec un lithotriteur et, après
l'avoir suffisamment fragmentée, nous avons fait une dilatation moyenne de l'urèthre permettant d'introduire l'index

(1) Guyon. Contribution à l'étude de la taille hypogastrique, in Annales des Maladies des organes génito-urinaires, décembre 1882 et
janvier 1883.

et fait l'extraction avec des tenettes. Les suites de cette opération ont été très simples, à aucun moment, il n'y a eu « d'incontinence ».

La marche suivie par le chirurgien a été la même dans un fait qu'a bien voulu nous communiquer M. Heurtaux, de Nantes.

Il s'agit d'une dame de 50 ans présentant depuis douze à quinze ans des symptômes de calcul vésical. A l'examen on trouve le méat rétréci. Une petite sonde métallique, introduite dans la vessie, donne la sensation caractéristique d'un corps de consistance pierreuse. La vessie, fortement revenue sur elle-même, n'admet l'introduction que d'une petite quantité d'eau.

Le 13 octobre 1881, la malade étant chloroformée, on commence par débrider le méat des deux côtés, avec un ténotome mousse. L'introduction d'un lithotriteur assez volumineux (n° 3) devient facile, et l'on saisit un calcul qui paraît mesurer de 2 cent. 1/2 à 3 centimètres de diamètre ; pendant qu'il est fixé dans l'instrument, des mouvements de latéralité du lithotriteur font reconnaître qu'il existe un second calcul. Ce dernier a été trouvé à peu près du même volume.

Le broiement des deux pierres a été fait en une seule séance, il a fallu retirer presque tous les fragments avec le lithotriteur, la vessie ne permettant l'introduction que de très petites quantités de liquide.

L'opération a duré près d'une heure. Les suites en ont été des plus simples, aucun mouvement fébrile.

Les calculs étaient constitués par un mélange de phosphate de chaux et d'urate.

La malade a pu rentrer chez elle neuf jours après l'opération.

D'après Harrisson, l'opération de Bigelow trouve son application chez les femmes de tout âge ; le volume des tubes nécessaires pour l'enlèvement des fragments n'expose pas les malades aux risques d'une incontinence.

En résumé, nous pouvons conclure en ce qui a trait à l'emploi de la lithotritie moderne chez la femme, que chez elle, comme chez l'homme, ses indications sont parfaitement justifiées. Elles sont seulement plus restreintes que dans le sexe masculin. Dans le cas de petits calculs, la dilatation de l'urèthre, aidée au besoin de débridements, donnera de très bons résultats. La pierre est-elle trop volumineuse ou trop dure pour se prêter à la lithotritie, on aura recours à la taille vaginale. Dans tous les autres cas, l'opération de Bigelow est parfaitement indiquée, avec cette restriction qu'ici, pour diminuer la durée de l'opération, on pourra employer une méthode mixte, et retirer avec les tenettes ou avec des pinces, les fragments, quand ils auront été réduits à un volume suffisamment petit par le broiement.

d. *Indications et contre-indications de la lithotritie moderne chez les enfants.* — Jusqu'à ces derniers temps, le traitement de la pierre, chez les enfants, comme chez la femme, donna lieu à des indications particulières. La bénignité de la taille chez eux, les difficultés particulières de la lithotritie tenant à l'indocilité des malades et au petit volume des organes, l'absence de prostate permettant dans l'urèthre l'engagement des fragments, tout cela constituait autant de circonstances faisant qu'à cette période de la vie, le broiement était délaissé pour l'opération sanglante.

Voici comment s'exprime à cet égard sir Henry Thompson : L'urèthre de l'enfant de 3 à 7 ou 8 ans, est excessivement petit, et c'est durant cette période que se montrent la moitié des cas de calculs qui précèdent la puberté. Pour broyer une pierre à cet âge, il est dès lors nécessaire d'employer un très petit lithotriteur. On ne peut donc traiter que de petites pierres ; car, dans un petit lithotriteur, les branches doivent être courtes, sous peine de se briser, et de petits mors ne peuvent saisir que de petites masses.

Si l'on a décidé l'opération, l'urèthre devra être dilaté trois ou quatre fois auparavant, le bassin sera élevé, et si la pierre saisie n'est pas plus volumineuse qu'un gros pois, on pourra la broyer et l'évacuer en une seule séance, en ayant soin de la broyer bien complètement. Lorsque plus de deux séances semblent nécessaires, l'avantage de la lithotritie est douteux.

En somme, Thompson conclut que, de l'âge de 1 à 12 ou 14 ans, la taille latérale est la règle ; excepté lorsque la pierre peut être facilement pulvérisée en une seule séance.

De son côté, Harrisson (1) se préoccupe de cette question du traitement des calculs chez les enfants. Il semble tout d'abord, dit-il, que les bons résultats fournis par la taille, à cette période de la vie, doivent détourner de la recherche d'une méthode nouvelle. Cependant il en est arrivé à reconnaître que des calculs ne dépassant pas les trois huitièmes d'un pouce dans leur plus large diamètre chez les enfants pourraient être heureusement traités par la lithotritie. Il en donne comme preuve l'exemple suivant :

Dans l'été de 1881, un enfant de 11 ans se trouvait à l'infirmerie pour une irritabilité de la vessie qu'on soupçonnait devoir être liée à l'existence d'une pierre, bien qu'on ne pût la découvrir d'une façon certaine.

Au mois de septembre, Harrisson le vit, et l'endormit par l'éther. Il trouva alors et saisit un calcul d'acide urique.

(1) Harrisson. Loco citato.

mesurant trois huitièmes de pouce de diamètre. Une seconde saisie le réduisit complètement en poussière. En l'espace de vingt-quatre heures, les fragments furent expulsés spontanément et la vessie fut débarrassée. Le malade sortit guéri au bout de huit jours.

Harrisson dit avoir obtenu plusieurs succès dans des circonstances semblables.

Voici quelles sont, à cet égard, ses conclusions :

« Chez les enfants, il est essentiel d'avoir une connaissance précise de la forme et du volume de la pierre, avant de décider toute opération. Cette recherche ne peut être faite qu'imparfaitement avec la sonde; mais seulement avec un petit lithotriteur. On peut avoir recours à l'exploration avec les deux mains d'après la méthode de Volkmann, un doigt étant placé dans le rectum et l'autre main au-dessus du pubis.

« Les calculs ne dépassant pas les trois huitièmes d'un pouce en diamètre doivent seuls être soumis à la lithotritie. Une ou deux prises avec le lithotriteur suffisent à les réduire en fragments assez petits pour qu'ils puissent sortir spontanément par l'urèthre. L'aspiration n'est pas nécessaire, ni même désirable.

« Lorsque, chez les enfants, les pierres, quoique petites, sont multiples ou qu'elles dépassent les trois huitièmes d'un pouce dans l'un de leurs diamètres, on doit avoir recours à la taille ».

Comme on le voit, Harrisson aussi bien que sir Henry Thompson, préfèrent la taille à la lithotritie chez les enfants, et, malgré l'apparition de la méthode de Bigelow, ces deux chirurgiens ne laissent au broiement qu'un territoire singulièrement restreint.

Cependant il est possible de citer un certain nombre

d'exemples qui prouvent que, même à cette période de la vie, la lithotritie moderne trouveson application.

Swinford Edwards (1) rapporte un cas dans lequel il a employé cette méthode chez une petite fille de trois ans, il s'est servi d'un tube évacuateur n° 20. Quelques jours après il dut broyer une nouvelle concrétion phosphatique. L'enfant guérit heureusement.

Dittel (2), dans son Etude sur la litholapaxie, se demande si l'on peut recourir à cette opération chez l'enfant. Il conclut affirmativement, et il en donne pour exemples les faits suivants :

Dans un cas, il a opéré un enfant de 9 ans atteint d'un calcul oxalurique de 1 centimètre et demi de diamètre. Il lui fit sous le chloroforme 69 fois l'écrasement de son calcul en neuf minutes ; l'évacuation dura huit minutes.

Le huitième jour, l'enfant était guéri.

Il opéra un autre garçon de 12 ans atteint d'un calcul, à la fois uratique et phosphatique, de 4 centimètres de diamètre. Il lui fit, en vingt-cinq minutes, 200 fois l'écrasement de son calcul, et, en six minutes, 70 aspirations. Au moment de la publication de Dittel, le malade était encore en cours de traitement ; la suite de l'observation nous est inconnue.

Une seule fois M. Guyon a fait l'application de la méthode moderne chez l'enfant. Cette observation est rapportée dans la thèse de M. Desnos (page 130). Il s'agit d'un enfant de 4 ans qui portait un calcul de 2 centimètres de diamètre.

La lithotritie fut faite sous le chloroforme, avec un lithotriteur à mors plats. Le broiement dura douze mi-

(1) Swinford Edwards. Stone in the bladder of a female child ; Bigelow's operation ; cure, in The Lancet, 1er octobre 1881.
(2) Dittel. Wiener med. Wochenschrift, n° 44, 1881.

nutes ; une sonde du n° 16 permit le lavage de la vessie et l'évacuation des débris. Huit jours après, le petit malade était guéri.

Les faits précédents démontrent que l'opération de Bigelow est parfaitement applicable chez les enfants. Sans doute la taille donne chez eux de bons résultats, mais elle constitue un traumatisme plus grave que la lithotritie : elle expose à la lésion des conduits éjaculateurs, ce qui est contre elle une grave objection. La méthode moderne a supprimé la plupart des reproches qu'on pouvait faire autrefois à la lithotritie pratiquée chez les enfants. L'emploi du chloroforme, la longue durée des séances, l'évacuation complète de la vessie en une seule fois, suppriment le danger résultant chez eux de l'engagement possible des fragments dans l'urèthre. La contractilité très prononcée de la vessie, l'absence de bas fond vésical à cet âge de la vie, rendent difficile l'application de l'aspiration et se prêtent admirablement, au contraire, à l'emploi des lavages évacuateurs. Ce sera donc à ce dernier moyen qu'on donnera la préférence. Rappelons que, chez les enfants, la lithotritie moderne ne donnera de bons résultats que si elle est appliquée dans toute sa rigueur. Si l'on ne pense pas pouvoir faire l'évacuation complète de la vessie en une seule séance, ou du moins pousser le broiement assez loin pour que la poussière calculeuse ne donne lieu, pendant son passage à travers l'urèthre, à aucun accident, il faut mieux employer la taille, qui fournit, à cet âge de la vie, de très beaux succès.

CONCLUSIONS.

Arrivé au terme de ce travail, nous pouvons dire que la méthode moderne de lithotritie ne présente d'autres contre-indications absolues que celles qui sont tirées du volume et de la consistance même du calcul. Sous ce rapport, comme sous tous les autres, les progrès de l'instrumentation ont singulièrement reculé les bornes du broiement, et chaque jour on peut attendre encore des perfectionnements nouveaux.

Quant à l'âge et au sexe des malades, ils ne fournissent que des contre-indications relatives. Sans doute, chez la femme et chez les enfants, les applications de la méthode sont plus restreintes, mais même dans ces circonstances, on est en droit d'en attendre d'excellents résultats.

Quant aux complications existant en même temps que le calcul, jamais elles ne sont la source de contre-indications absolues. Seules les lésions rénales, si elles existent à l'état aigu, obligent à différer l'intervention chirurgicale. Mais si l'état s'améliore, si toute inflammation aiguë se calme, la lithotritie redeviendra possible. Il ne s'agit donc là que de contre-indications temporaires. Sans doute toutes les complications que nous avons énumérées, soit du côté de l'urèthre et de la vessie, soit du côté des reins, constituent des circonstances défavorables, et c'est dans ces cas que l'on a, de temps en temps, à enregistrer des terminaisons funestes; mais il est permis de dire que toute autre méthode de traitement n'en eût pas plus sûrement triomphé.

Ainsi donc, qu'on se place au point de vue des qualités physiques du calcul, ou bien au point de vue de l'âge et du sexe du malade et des complications qu'il peut présenter, il est permis de dire que, de toutes parts, la nouvelle méthode a élargi les bornes de la lithotritie et amélioré ses résultats.

Tout en admettant pleinement les principes, nous devons cependant faire quelques réserves dans la pratique, en ce qui regarde le volume des instruments et la durée des séances.

Il n'est pas toujours nécessaire d'employer des instruments d'un calibre aussi volumineux que ceux qu'on a imaginés pour remplir le but. Pourvu qu'ils puissent suffire à la tâche à laquelle on les destine, les instruments les plus doux sont ceux que l'on doit toujours préférer.

De même, il ne faut pas pousser trop loin le principe de la prolongation des séances; et, quand il survient l'une des complications que nous nous sommes efforcé de préciser, il vaut mieux suspendre l'opération, pour la reprendre plus tard, que de s'obstiner à terminer en une seule fois.

Ces réserves faites, nous pouvons affirmer qu'entre les mains de tout chirurgien suffisamment exercé à la lithotritie, la méthode nouvelle donnera d'excellents résultats, et nous n'hésitons pas, pour notre part, à proclamer, qu'en introduisant dans la pratique les modifications que nous venons d'étudier, M. Bigelow a réalisé dans la chirurgie des voies urinaires un immense progrès!

RÉSUMÉ DE 70 OBSERVATIONS DE M. GUYON

POSTÉRIEURES A LA THÈSE DE DESNOS.

NOMS.	ANTÉCÉDENTS. EXPLORATION.	DATE des SÉANCES.	OPÉRATIONS.	SUITES ET RÉSULTATS.
Dev... 70 ans. Obs. I.	Depuis 2 ans, mictions fréquentes et douloureuses à la fin. Arrêt brusque du jet dans la miction debout. Une hématurie. Prostate très hypertrophiée. Vessie profonde, très irrégulière. Calcul de 2 à 3 cent.	Trois séances. 25 mars. 19 avril. 5 mai.	Chlorof. n° 2, fenêtr. courts. Calcul échappe aux premières recherches ; caché dans loge à orifice étroit. 26 minutes, 95 prises ; 9 minutes, évacuation. Durée totale : 46 minutes. Résidu sec : aspirat., 3 gr. 40 ; lavages, 2 gr. 90. 1re vérification. Sans chlorof. n° 2, mors plats, 38 prises en 7 minutes ; évacuation, 7 m. Lavages, 1 gr. 40 ; aspirat., 2 gr. 60. 2e vérification. Sans chlorof. n° 1, mors plats, 31 prises en 8 min. ; évacuation, 5 m.	Fièvre légère, le soir et le lendemain. Cystite n'est modifiée ni en bien ni en mal. Pas de fièvre. Cystite persiste (nitrate d'argent, 1/500). Amélioration sensible : cystite a disparu. Traitement : 22 jours.
Bourr... 60 ans. Obs. II.	Depuis 1874 a rendu de temps en temps, petits graviers, cystite. Quelques hématuries. Prostate un peu grosse. Calcul unique de 2 à 3 cent.	Une séance. 15 avril. 29 avril.	Chlorof. n° 2, fenêtr. courts. 13 minutes, 36 prises ; 6 minutes, évacuation. Durée totale : 27 minutes. Vérification négative.	39°,2 le troisième jour, sans conséquences. Cystite diminue et guérison. Traitement : 17 jours.
Des Go... de Jo. 34 ans. Obs III.	Depuis quelques années, plusieurs coliques néphrét. Depuis 18 mois, 4 petits graviers, rendus, le dernier il y a 3 mois pesait 55 centigrammes. Cystite peu intense. A son entrée à Necker, n'a pas uriné depuis 17 heures. Cathétérisme tenté en ville, l'a fait saigner sans évacuer l'urine. Sonde béquille en gomme (Guyon) passe assez facilement. 25 mars. Sensation nette de graviers multiples.	Deux séances. 1er avril. 14 avril. 22 avril.	Pas de chloroforme n° 1, mors plats. Graviers multiples et durs. 5 minutes, 29 prises. La vessie se contracte énergiquement. 7 minutes, évacuation. Sonde à demeure. (M. Monod.) Pas de chlorof. n° 1, mors plats. 7 minutes, 18 prises ; lavage, aspiration, lavages. Vérification, sans chloroforme. Résultat négatif.	État général et local excellent. Débouche sa sonde toutes les deux ou trois heures, et presque chaque fois, pendant les trois ou quatre jours qui suivent l'opération, issue de quelque petit fragment. Pas de réaction. Traitement : 27 jours.
Loie... 56 ans. Obs. IV.	Père calculeux. A rendu sans douleurs, en 1872, quelques graviers. Il y a trois ans, coliques néphrétiques sans expulsion de graviers. Depuis lors, urines souvent chargées de sable rouge. Un peu de cystite. Prostate grosse. Vessie très profonde. Calcul moyen de 2 1/2 à 3 cent.	Deux séances. 26 avril. 3 mai.	Chloroforme n° 2, fenêtr. courts. Recherche et saisie du calcul très difficile. 15 minutes, 78 prises ; 8 minutes évacuation. Total : 42 minutes. Résidu sec : aspirat., 6 gr. ; lavages, 3 gr. 40. (2e) Sans chlorof. n° 1, mors plats. 14 prises en 3 minutes ; lavages, aspiration : pas de cliquetis ; quelques poussières.	Température les jours suivants oscille entre 37° et 38°. Un peu de cystite. Cystite persiste un peu (lavages vésicaux nitr. arg.). Guérison. Traitement : 15 jours.
Cons... 62 ans. Obs. V.	Symptômes caractéristiques de calcul depuis quinze mois. Pas de coliques néphrétiques, et, cependant, expulsion par l'urèthre, à plusieurs reprises, de petits graviers blanchâtes. Bon état général. Urines troubles, acides. Prostate volumineuse. 2 calculs volumineux (4 cent. à peu près).	Deux séances. 17 mai. 24 mai. 3 juin.	Chlorof. n° 2, mors fenêtrés longs, 2 calculs de 45 millim. de diam. 12 minutes 50 prises, puis lithotriteur n° 2, fenêtrés courts : 31 m., 153 prises. 16 minutes, évacuation (quelques cliquetis encore, mais l'opération durant depuis plus d'une heure, suspension). Résidu sec : 44 gr. 80 : acide urique, oxalate de chaux. (2e) Chlorof. n° 2, fenêtrés courts. 18 minutes, 96 prises ; 7 minutes, évacuation ; puis lith. n° 1, mors plats : 6 minutes, 35 prises ; 6 minutes, évacuation. Total : 38 m. (chlorof. non compris). Résidu sec : 10 gr. 60. Vérification négative.	Amélioration immédiate et notable de la cystite. Petit accès fébrile dans la journée. Aucune complication. Guérison. Traitement : 20 jours.

NOMS.	ANTÉCÉDENTS. EXPLORATION.	DATE des SÉANCES.	OPÉRATIONS.	SUITES ET RÉSULTATS.
Lau... 18 ans. Ob. VI.	Depuis trois ans, symptômes de cystite peu intenses. Jamais de coliques néphrétiques. Une dizaine d'hématuries. En janvier et février derniers, a rendu, sans douleur, 2 petits graviers. Actuellement, 15 mictions par vingt-quatre heures. Amaigrissement. Calcul de plus de 4 cent.	Une séance. 10 mai. 3 juin.	Chlorof. n° 2, fenêtrés longs. Calcul très dur de 5 cent. 14 minutes, 45 prises; puis avec n° 2 fenêtrés courts, en 11 minutes, 95 prises. Evacuation, 10 minutes. Enfin, avec n° 1, mors plats et courts en 9 minutes, 51 prises. 2e évacuation. 7 minutes. Total: 1 h. 10. 191 prises en 34 minutes; 24 seringues, 182 aspirations en 17 minutes. Résidu sec, 21 gr. 05 (Urates et oxalates): aspir., 15 gr. 80; lavages, 5 gr. 25. Vérification négative.	Le soir de l'opération, 39°; le lendemain, 37°. Amélioration immédiate de la cystite. Le troisième jour, expulsion spontanée, d'un gravier gros comme un pois. Frisson, 39°,8. Le lendemain, plus de cystite, mais poussée de néphrite, qui semble céder au bout de trois jours, mais subit une nouvelle recrudescence le 17 mai. Le 21. Amélioration notable et diminution progressive de tous les symptômes. Guérison complète. Traitement: 26 jours.
Cava... 58 ans. Obs. VII.	Première lithotritie: janvier 1880. Deuxième id. juin 1881. Depuis quelques mois, retour des symptômes. Cystite assez intense. Hématurie le 14 juillet 1882. Calcul petit.	Une séance. 26 juillet.	Chlorof. n° 2, mors fenêtrés. 50 prises en 5 minutes; 32 aspirations en 1 m. 1/2. Total: 8 minutes.	Dans les deux ou trois jours qui suivent, légers accès fébriles. Poussée peu intense de cystite. 1er août. Cystite s'améliore. Sort le 5 août, souffrant encore. Traitement: 11 jours.
Par... 45 ans. Obs. VIII.	Pas de coliques néphrétiques. Depuis 1878, urines laissent déposer du sable. Il y a cinq mois, expulsion par l'urèthre, d'un petit gravier. Légère hémorrhagie. Cystite depuis quatre ou cinq semaines. Petit calcul.	Une séance. 8 novembre.	Chlorof. n° 1, mors fenêtrés. Pierre dure de 2 cent. 36 prises en 7 minutes; lavages, 1 m.; aspiration, 3 m. Total: 18 minutes. Résidu sec: 2 gr. 25.	Pas de conséquences. Guérison complète. Traitement: 11 jours.
Desm... 69 ans. Obs. IX.	Il y a dix-huit mois, hématurie. Depuis, fréquence des mictions, qui sont douloureuses depuis 1 mois. Léger dépôt purulent dans les urines. Calcul de 2 cent.	Deux séances. 18 novembre. 2 décembre. 13 décembre.	Chlorof. Débridement du méat. N° 2 fenêtrés. Vessie profonde. Prostate un peu saillante. L'instrument est tenu vertical pendant la plus grande partie de l'opération. 107 prises en 20 minutes; lavages, 6 seringues; 97 aspirations en 6 minutes, mais on entend encore cliquetis; réintroduction du n° 1, mors courts. 15 prises en 4 minutes; 133 aspirations en 5 minutes. Total: 30 minutes. Résidu sec: 6 gr. 30 (acide urique). 2e Lithotr. n° 1 plat. 15 prises en 4 minutes. L'aspiration fait entendre encore cliquetis, et réintroduction de l'instrument. 8 prises en 3 minutes. Vérification. Petit fragment insignifiant.	Pas d'accidents. A sa sortie le 21 décembre, un peu de pus encore dans les urines, et légère douleur pendant la miction. Lavages au nitrate d'argent, au 1/500. Traitement: 33 jours.
Creut... 63 ans. Obs. X.	Depuis deux ans, miction fréquente et douloureuse. Jamais de coliques néphrétiques. Prostate un peu grosse. Calcul unique.	Deux séances. 28 novembre. 13 décembre.	Chloroforme. N° 2, fenêtrés. Quelques difficultés pour saisir le calcul, qui est dur, et éclate avec bruit. Vessie très contractile. 80 prises en 16 minutes; 96 aspirations en 5 minutes. Durée totale (non compris chlorof.) 28 minutes. Vérification. Pas de chlorof., mors plats n° 1. Un fragment de 1 cent. est saisi. 6 prises. L'aspiration ne donne plus de cliquetis. Poids des fragments: 5 gr. 30.	Pas de fièvre. Amélioration rapide. Cependant, quelques symptômes cystiques persistent. Le malade, conservant encore un peu de cystite, demande à sortir de l'hôpital le 18 décembre. Traitement: 22 jours.

NOMS.	ANTÉCÉDENTS. EXPLORATION.	DATE des SÉANCES.	OPÉRATIONS.	SUITES ET RÉSULTATS.
Mon... 66 ans. Obs. XI.	Symptômes généraux de calcul, depuis deux ans, accentués surtout depuis un an. Cystite intense. Vessie profonde. Calcul de plus de 3 cent,	Deux séances. 8 novembre. 13 décembre.	Chlorof. Débridement du méat. No 2, mors fenêtrés. Quelques difficultés pour saisir le calcul, dans cette vessie profonde. 107 prises en 25 minutes; 50 aspirations en 4 minutes. Durée totale : 35 minutes. Résidu sec : 12 gr. 55. Vérification, sans chlorof. no 1 mors plats : 10 prises en 4 minutes. L'aspiration ne donne plus de cliquetis.	Jamais de fièvre. Urines légèrement troubles, et miction encore un peu fréquente, à sa sortie le 17 décembre. Traitement : 37 jours.
Boul... 75 ans. Obs. XII.	Depuis huit ans, difficultés de la miction. A son entrée, on constate : vessie très épaisse. Calcul de deux travers de doigt. Cystite intense. Pus. Odeur ammoniacale des urines.	Six séances. Deux avant le mois de janv. 14 janvier. 16 mars. 15 septembre. 28 octobre.	Deux lithotrities avant le mois de janvier, sans évacuation, à cause du volume énorme de la prostate. 3e séance. 4e séance. On broie un dernier fragment et on s'assure que la vessie est complètement évacuée. 5e séance (M. Monod). 6e séance chlorof. 14 prises en 5 minutes; 15 aspirations; nombreux lavages. L'évacuation de la vessie est complète.	Pas d'antécédents. Poussée de cystite. Amélioration des urines, qui deviennent neutres, et sont beaucoup plus claires. Le malade va beaucoup mieux. Urines amm. Pas d'accidents. Lavages vésicaux pendant une quinzaine de jours, avec chlorure de zinc, 1/2000. Entré à Laennec, conservant toujours son catarrhe de la vessie. Traitement : 10 mois.
Ben... 29 ans. II.	Depuis l'âge de 12 ans, troubles de la miction. Toux, amaigrissement font soupçonner tuberculose urinaire.	Deux séances. 15 nov.	1o Chlorof. no 2 ne peut passer. Lith. no 1 à mors fenêtrés; vessie très profonde. Calcul très mou.	Pas de fièvre. Amélioration et diminution de la fréquence des mictions.
Kirmisson.	En mars 1882, abcès périnéal ouvert. Le malade conserve de la cystite : lavages. En pratiquant un lavage (octobre 1882) on sent nettement un calcul.	novembre.	5 minutes : 88 prises en 20 minutes. Lavages, 7 seringues, 85 aspirations. L'aspiration révèle l'existence de plusieurs fragments assez volumineux. Alors réintroduction du no 1. Nouveau broiement : Aspiration est suivie d'un cliquetis, et la fin de l'opération est renvoyée à une autre séance. Sonde à demeure. Résidu sec : 12 gr. 20. 2o 20 prises en 5 minutes. L'aspiration ne fait plus entendre de cliquetis.	Amélioration considérable. Embonpoint. Plus de douleurs. Urine 8 à 10 fois dans les 24 heures. Plus de pus. Traitement : 50 jours.
Bast... 59 ans. Obs. XIV.	Calculeux très ancien. Deux séances de litrotitie en mars 1881. Nouvelle séance en décembre 1881. Sorti de l'hôpital en 1882 avec urines troubles et purulentes. Au commencement d'octobre de la même année, émission de graviers volumineux sans coliques néphrétiques. Le 17 novembre, exploration : calcul volumineux, dont il est difficile de déterminer la dimension. Urines troubles et ammoniacales. État général satisfaisant : les reins semblent à peu près indemnes.	Une séance. 6 décembre.	Chlorof. no 1, fenêtrés. Calcul à droite, très friable et très mou. Les fragments retombent toujours à droite, où semble exister une loge. 30 prises en 7 minutes. 68 aspirations en 3 minutes. Cliquetis : réintroduction du no 1 à mors plats : 25 prises en 5 minutes. 46 aspirations en 4 minutes. Plus de cliquetis. Durée totale : 1/2 heure. Résidu sec : 4 gr. 85.	Pendant quelques jours, apyrexie. Dans la nuit du 11 au 12 : agitation, fièvre. Urines très troubles, très fétides. On songe à une poussée de cystite aiguë et de péri-cystite. Le 13 Facies grippé, ventre ballonné, pouls petit, très fréquent, apyrexie. Urines extrêmement fétides. 3 lavages par jour. Morphine. Le 14. Aggravation, sans fièvre. On ne retire par le cathétérisme, qu'une très petite quantité de pus. Vomissements fécaloïdes. Ventre très ballonné, douloureux à la pression. Pouls très petit : température : 36,5. Mort à 5 heures du soir, le 14 décembre.

Autopsie 40 heures après la mort.

Péritonite généralisée. Hypertrophie prostatique. Lobe moyen très saillant. Parois vésicales hypertrophiées et dilatées en loges, du côté droit du trigone. Perforation au fond de cette loge. Uretères notablement dilatés. Rein gauche petit, ratiné, très dur. Rein droit augmenté de volume. Injection des pyramides de Malpighi. Calices et bassinet très délicates.

NOMS.	ANTÉCÉDENTS. EXPLORATIONS.	DATES des SÉANCES.	OPÉRATIONS.	SUITES ET RÉSULTATS.
Jock... 68 ans. Obs. XV.	Depuis quatre ou cinq ans, hypertrophie prostatique. Par le toucher rectal, on constate que la glande est volumineuse, irrégulière, bosselée : caractères d'une affection néoplasique. 25 octobre. Exploration : Calcul de petit volume. 4 novembre. On essaie de faire la lithotritie sous le chloroforme, mais la prostate ne laisse pas passer l'instrument. Sonde à demeure.	4 séances. 11 novembre 1882.	1° Chlorof. Lith. À mors fenêtrés, longs, difficile à introduire. Calcul difficile à trouver. 24 prises en 10 minutes. Aspiration fait entendre nombreux cliquetis : réintroduction du n° 1, mors courts : 40 prises en 13 minutes. Lavages et aspirations, encore cliquetis. Durée (sans compter le chlorof. : 23 m.	Urines faiblement teintées de sang. Souffrances vives. Douleurs dans la jambe droite, œdème.
		28 novembre.	2° Chlorof. : 33 prises en 6 minutes. Aspirations, lavages et encore cliquetis.	Pas d'accidents. Mais le malade continue de souffrir
		20 décembre.	3° Difficulté d'introduction. 10 prises en 5 minutes. 50 aspirations en 3 minutes. Plus de cliquetis.	
		9 janvier 1883.	4° 59 prises en 8 minutes. Plus de cliquetis. En avril, on veut à deux reprises lui faire la lithotritie, mais il est complètement impossible d'introduire les instruments. Le toucher rectal fait penser de nouveau à une affection néoplasique. Aussi taille hypogastrique le 3 mai. On ne trouve dans la vessie qu'un tout petit calcul : la prostate n'est pas dégénérée et n'est pas incrustée.	Amélioration notable, le 22 mai. La plaie sus-pubienne ne laisse plus passer l'urine depuis quelques jours.
Ber... 48 ans. Obs. XVI.	Symptômes généraux de calcul datant de dix ans environ. Jamais de coliques néphrétiques. Calculs nombreux et petits.	Une séance. 30 déc.	Chlorof. Avant de faire le broiement, on introduit sonde aspiratrice; on pratique l'aspiration, et on obtient ainsi 8 petits calculs gros comme des pois : le cliquetis persiste, alors n° 1, mors plats. 110 prises en 17 minutes. 45 aspirations en 3 minutes. Réintroduction du litrotriteur. 20 prises en 2 minutes. 42 aspirations en 2 minutes. Plus de cliquetis.	Suites des plus simples. Aucun accident. Guérison. Pas de date de sortie.
Rad... 60 ans. Obs. XVII.	Opéré il y a deux ans par M. Guyon. Guérison. Mêmes symptômes qu'avant l'opération depuis quatre mois. Mictions douloureuses et très fréquentes. Urines troubles, alcalines.	Une séance. 24 janvier. / 3 février.	Chlorof. N° 1 fenêtrés. Calcul friable. Vessie très profonde. Prostate très grosse. 35 prises en 8 minutes. 37 aspirations en 7 minutes. Durée totale : 26 minutes (avec chlorof). Vérification négative.	Aucun accident. Traitement : 10 jours.
Jacq... 37 ans. Obs. XVIII.	Début des symptômes : quatre ans. Calcul urique de 3 cent.	Une séance. 7 février. / 15 février.	Chlorof. N° 2 fenêtré. 55 prises. 62 aspirations. Durée totale : 25 minutes (av. chlorof.). Pendant l'opération, la vessie se contracte énergiquement et gêne beaucoup les manœuvres. Vérification négative.	Pas d'accidents. Traitement : 12 jours.
Leq... 37 ans. Obs. XIX.	Début : il y a trois mois. Difficultés de la miction, pas de coliques néphrétiques : deux petits calculs phosphatiques, rendus il y a quelque temps. Urines alcalines, purulentes.	Trois séances. 25 janvier.	1re séance. — Chlorof. N° 1, mors plats. Vessie très profonde. 28 prises en 7 minutes. 10 aspirations en 4 minutes.	Après la 1re séance, cystite s'améliore; fréquence diminue. 3 février. Rétention complète d'urine. Fausses membranes épaisses. Lavages (nitr. arg. : 1/500).

NOMS.	ANTÉCÉDENTS. EXPLORATIONS.	DATES des SÉANCES.	OPÉRATIONS.	SUITES ET RÉSULTATS.
Suite de l'Obs. XIX.		10 février. 17 février.	2e séance. — Chlorof. Lith. N° 1, mors plats. 22 prises en 10 minutes. 28 aspirations. Cliquetis. 3e séance. — Chlorof. N° 1, mors plats. 26 prises en 5 minutes. 31 aspirations. Pas de cliquetis	Le lendemain de la 2e séance, le malade rend un calcul tubulé (fétu de paille incrusté de phosphates). Amélioration très notable de la cystite. Urines deviennent normales et acides. Traitement : 39 jours
Bât... 57 ans. Obs. XX.	Sable dans les urines depuis environ quinze mois. Traité pour le diabète. Cystite ; très grande fréquence des mictions. Hématuries. Exploration en ville, le 14 avril. Diagnostic de calcul vésical. Entré à l'hôpital, le 17. Exploration le lendemain : vessie profonde ; calcul donnant 2 à 3 cent. de contact.	Une séance. 2 mai. 9 mai.	Chlorof. n° 2, petits mors fenêtrés. 69 prises en 9 minutes ; lavages, 6 seringues. 63 aspirations en 6 minutes ; plus de cliquetis. Durée totale : 33 minutes (avec chlorof.). Vérification. Chlorof. n° 2, mors plats. Résultat négatif.	Légère ascension vespérale le deuxième jour : 38°,6. Pas de conséquences. Les mictions fréquentes avant l'opération (10 ou 15), se sont abaissées à 4 cu 5. Guérison complète. Traitement, 8 jours.
Sim... 38 ans. Obs. XXI.	Jamais de coliques néphrétiques. Depuis cinq ou six ans, gêne de la miction, accompagnée d'un peu de douleur. Ces accidents étaient intermittents ; se reproduisaient sous forme de crises, durant chacune cinq à six jours, tous les mois. Pendant ces crises, fréquence des mictions (cinq ou six fois par heure) ; cependant, ces crises sont restées quelquefois deux mois sans apparaître, six mois même. Dans les crises, la fréquence des mictions est aussi prononcée la nuit que le jour. Urines claires, sans aucun dépôt. Jamais de sang. Calcul de 2 cent. environ.	Une séance. 12 mai.	Chloroforme n° 2, fenêtrés courts. Vessie profonde. Calcul de 1 c. 16, sur 1 c. 19, assez friable. 51 prises en 10 minutes. La sonde aspiratrice introduite, un jet de liquide noir, entraînant des fragments noirs, s'échappe. Lavages. 40 aspirations en 6 minutes ; plus de cliquetis. Durée de l'opération, y compris le chloroforme : 33 minutes. Poids du résidu sec : 4 gr. 65. L'analyse du calcul, démontre qu'il est formé de trois parties : 1° Une croûte externe rouge : urate d'ammoniaque, phosphate de chaux. 2° Une couche noire : phosphate de chaux, oxalate de chaux, matières organiques colorantes. 3° Un noyau : Urate d'ammoniaque, phosphate de chaux.	Les suites sont aussi simples que possible. Pas de fièvre. Les urines légèrement sanguinolentes, le jour de l'opération et troubles, s'éclaircissent dès le lendemain. La miction devient normale. Le troisième jour, le malade est complètement rétabli, et il se lèverait volontiers, si on ne lui conseillait par prudence de se reposer encore. Traitement, 5 jours.
Lef... 73 ans. Obs. XXII.	Lithotritie une première fois en avril 1880. Grosse prostate, hémorrhagie qui fit suspendre la première séance. 5 séances. Guérison. Depuis six semaines, de nouveaux symptômes de calcul. 8 mai 1882. Exploration. 2 calculs. L'un à 2 cent. 1/2. 9 mai. Un peu de fièvre à la suite de l'exploration.	Une séance. 15 mai.	Chloroforme, n° 1, à grande courbure et à mors fenêtrés. Prostate difficile, vessie profonde. Pierres multiples de 2 c. 1/2 à 1 cent. Loge droite dans laquelle se pressent les calculs. La manœuvre de l'instrument est assez délicate ; le bec est à plusieurs reprises limité dans ses mouvements par le rebord droit de la loge. 49 prises en 11 minutes. Lavages. 50 aspirations en 5 minutes ; plus de cliquetis. Durée de l'opération (chlorofor.) : 27 minutes. Poids du résidu : 8 gr. 45.	Pas d'accidents. Pas un seul accès de fièvre. La miction, dès le lendemain de l'opération, diminue de fréquence. Urines un peu troubles le lendemain de l'opération, et le surlendemain. Le troisième jour, tout rentre dans l'ordre. Traitement, 6 jours.

NOMS.	ANTÉCÉDENTS EXPLORATION.	DATE des SÉANCES.	OPÉRATIONS.	SUITES ET RÉSULTATS.
Cass... 70 ans. Obs. XXIII.	En 1875, deux séances de lithotritie (Demarquay), à un mois d'intervalle. Plusieurs vérifications; pas de fièvre. Guérison. Contrexéville. En octobre, novembre, décembre 1882, trois séances. (Miction avant l'opération, très fréquente, 20 fois par vingt-quatre heures. Urines toujours très claires, sans dépôt.) Guérison incomplète. Symptômes précédemment décrits, persistent jusqu'à son entrée à l'hôpital, en mai 1883. Exploration : cliquetis double : de 2 1/2 à 3 cent. de contact.	22 mai.	Chloroforme ; n° 2, petits mors fenêtrés. Débridement du méat. Vessie un peu profonde, qui se contracte à plusieurs reprises, et gêne la manœuvre. Prostate un peu gênante, qui empêche de faire le tour complet. Plusieurs prises de 2 à 3 cent. 158 prises en 29 m.; lavage; 117 aspirations en 7 minutes; plus de cliquetis. Durée totale (chlorof.), 40 min.	Le lendemain, le malade va parfaitement bien. Les urines sont un peu troubles; mais la fréquence de la miction diminue de moitié (5 fois par jour, et 5 fois par nuit). Le 26, le malade sent un petit frisson (sans fièvre). La miction augmente de fréquence, les urines deviennent foncées, laissant au fond du vase un dépôt épais. Douleurs pendant la miction. Au commencement et à la fin, spasmes douloureux de l'urèthre, et expulsion de lambeaux purulents. 31 mai. Les crises ont presque cessé. Les urines sont plus claires bien que purulentes encore; le nombre des mictions s'est abaissé. En traitement.
Mar... 42 ans. Obs. XXIV.	Première colique néphrétique à l'âge de 35 ans. Depuis cette époque, les coliques sont revenues tous les deux mois environ, et duraient un jour environ. Dans ces derniers temps, les crises ont duré quatre à cinq semaines, avec six semaines d'intervalle, en moyenne, entre elles. A sept ou huit reprises a expulsé par l'urèthre de petits calculs. Dans l'intervalle des crises néphrétiques, il rendait peu de sable. Depuis plus de deux ans, constamment douleurs à l'extrémité de la verge, surtout vives à la miction, et dans la station debout. Hématuries. Depuis un mois, exacerbation de tous les symptômes. Miction très fréquente. Urines très purulentes (jaune paille (rénales). Douleurs vives à la pression, sur la région rénale des deux côtés. Perte d'appétit, vomissements fréquents. Amaigrissement. Pyélo-néphrite. Coloration jaunâtre. Plusieurs calculs : le plus gros donne un travers de doigt de contact.	Une séance. 23 mai.	Chloroforme n° 1, mors fenêtrés courts. Vessie très grande, très profonde et très contractile. Pierres difficiles à saisir. Plusieurs calculs de 2 à 2 cent. 1/2. La vessie s'engage à chaque instant dans les mors de l'instrument. 62 prises en 14 minutes. Lavages. 130 aspirations en 5 minutes. Durée totale (chlorof.), 36 minutes.	Ce malade est un type de rénal grave. Vomissements presque incessants depuis l'opération (le chloroforme les a déterminés assurément, mais parce qu'il était rénal). Jamais de fièvre. Diminution de la quantité d'urine, qui est rougeâtre foncée, avec beaucoup de dépôt. Miction toutes les heures, avec douleurs extrêmement vives dans tout le canal. Potion anti-émétique. Glace, pointes de feu sur les reins, frictions : 0.50 scammonée. 31 mai. Les vomissements ont cessé depuis avant-hier : les urines sont aujourd'hui plus claires, moins purulentes. Le malade mange du pain et du vin avec appétit. Mais la miction est presque continuelle. En traitement.
Coul... 70 ans. Obs. XXV.	Il y a trois ans, hématuries; en même temps, envies fréquentes d'uriner : 20 fois par jour, autant la nuit. Traité à l'hôpital Saint-Louis, puis à Lariboisière : copahu, térébenthine (le calcul semble avoir été méconnu). Le malade est resté en cet état depuis cette époque; douleurs vives à l'extrémité de la verge; cystite très intense; urines foncées purulentes; crises violentes tous les 1/4 d'heures. Calcul volumineux d'acide urique.	Trois séances. 15 mai.	Chloroforme; injection vésicale très lentement poussée dans la vessie, qui se contracte énergiquement et repousse le piston de la seringue. Lithotr. n° 2, mors longs, fenêtrés. Introduction impossible. Débridement du méat. 2e débridement dans la fosse naviculaire. La vessie se contracte tout d'abord, impossible d'ouvrir de suite les mors de l'instrument, on y arrive cependant graduellement. Pierre très dure de 4 cent. 1/2. Le marteau est plusieurs fois nécessaire, et le broiement ne s'effectue que péniblement. On change d'instrument : lithotr. n° 2, à mors fenêtrés courts. La vessie se contracte encore assez pour gêner la manœuvre. Du côté gauche, on manœuvre très bien; du côté droit, au contraire, loge très profonde, dans laquelle on n'entre qu'avec peine.	Le malade a été opéré en pleine cystite. Malgré cela, pas de fièvre. Dès le lendemain, les crises diminuent d'intensité et de fréquence : elles ne se reproduisent guère que toutes les heures et demie. Les urines deviennent plus claires, et contiennent moins de pus. Lavages vésicaux à l'acide borique.

NOMS	ANTÉCÉDENTS EXPLORATION.	DATE des SÉANCES.	OPÉRATIONS.	SUITES ET RÉSULTATS.
Suite de l'Obs. XXV.		30 mai.	65 prises en 24 minutes. On fait d'abord l'évacuation des fragments produits. Lavages, 66 aspirations en 6 minutes. Lithotr. n° 3, à petits mors fenêtrés. Un gros fragment encore de plus de 2 cent. Marteau. 26 prises en 10 minutes. Lavages. 50 aspirations en 3 minutes. On entend encore des cliquetis assez forts. Derniers lavages. On sent les fragments avec la sonde, qu'on fixe à demeure. En résumé: 91 prises en 34 minutes; 110 aspirations en 9 minutes. Durée totale : 1 heure 8 minutes. Poids sec du résidu : 28 gr. 30. 2e séance. Chlorof. n° 2, fenêtré à bec moyen. Plusieurs fragments encore de 2 c. à 2 c. 1/2. Moins durs. 80 prises en 15 minutes. Lavages, 140 aspirations en 5 minutes. On entend encore cliquetis très fort. Sonde à demeure. Durée totale : 27 minutes.	31 mai. **Pas de fièvre.** Amélioration surprenante. Les crises sont à peine douloureuses, 4 seulement depuis hier. Urines plus claires, moins purulentes. Depuis lors, aggravation de la cystite, fièvre et mort.
Obs. XXVI. Tr... 82 ans.		Une séance. 11 octobre.	Chloroforme. 1re introduction lithotriteur fenêtré n° 2, court. 10 minutes de broiement; 95 prises. Lavage, 5 minutes. Aspiration, 6 minutes. Poids des fragments : par le lavage, 7 gr.; par l'aspirateur, 8 gr. Calcul de plus de 5 centimètres.	Sorti guéri le 21 octobre 1882.
C... 67 ans. Obs. XXVII.		Une séance, 18 octobre 1882.	Chloroforme. Lithotriteur mors fenêtrés n° 1. Pierres multiples. Broiement, 10 minutes; 61 prises; lavage, 2 minutes; aspiration, 3 min. Poids des fragments : 4 gr.	Sorti guéri le 26 octobre 1882.
Gh... 55 ans. Obs. XXVIII.		Une séance. 19 octobre.	Chloroforme. Lithotriteur, mors fenêtrés n° 2, courts. 24 minutes de broiement, 120 prises; lavage, 5 minutes : aspiration, 6 min. Calcul de 5 centimètres. Poids des fragments très secs, 18 gr.	Sorti guéri le 1er novembre 1882.
Len... 73 ans. Obs. XXIX.		Une séance. 26 octobre.	Chloroforme. Lithotriteur, mors fenêtrés n° 1. Calcul phosphatique de 1 centim. 7 min. de broiement; 18 prises; lavage, 4 min.; aspiration, 3 min. Poids des fragments : 4 grammes.	Sorti guéri le 3 novembre 1882.
Br... 62 ans, Obs. XXX.		Deux séances. 23 octobre. 6 novembre.	Chloroforme, Lithotriteur, mors fenêtrés, n° 1. Plusieurs petites pierres phosphatiques de 1 cent 1/2. 8 minutes de broiement, 35 prises. Poids des fragments, 4 grammes. 2e séance. 1re introduction, lithot, mors fenêtrés n° 1.	Sorti guéri le 3 janvier 1883.

NOMS	ANTÉCÉDENTS EXPLORATION.	DATES des SÉANCES.	OPÉRATIONS.	SUITES ET RÉSULTATS.
Suite de l'Obs. XXX.			4 minutes de broiement, 3 prises. 2e introduction. Lithotr. mors plats, n° 1; négative. Lavage, 4 minutes; aspiration, 6 minutes. Poids des fragments : 50 centigr.	
R… 62 ans. Obs. XXXI	Mal de Bright.	Une séance. 3 novembre.	Chloroforme. 1re introduction, lithot. mors fenêtrés n° 2, longs. Broiement, 9 minutes, 28 prises. 2e introduction, lith. fenêtré n° 2, mors courts. 18 minutes, 38 prises. 3e introduction, lithot. mors plats, n° 1. 6 minutes, 25 prises. 4e introduction, même lithot. 4 minutes, 10 prises. Lavage, 9 min.; aspiration, 8 min. Calcul de 4 centim.	Mort le même jour, à dix heures du soir.
P… 75 ans. Obs. XXXII.	L'exploration a donné lieu à une cystite intense.	Une séance. 8 novembre.	Chloroforme. 1re introduction lithot. fenêtré n° 1, 20 minutes de broiement, 102 prises. 2e introduction, lithot., mors plats, n° 1, 4 minutes, 8 prises. Lavages, 11 minutes. Plusieurs calculs très durs de 2 cent. et demi. Poids des fragments très secs, 12 grammes.	Sorti guéri le 9 décembre 1882.
V… 50 ans. Obs. XXXIII.		Une séance. 23 novembre.	Chloroforme. Lithot., mors fenêtrés, n° 2, une quinzaine de pierres, dont 3 de 2 cent., 14 minutes de broiement, 82 prises. Tous les fragments sont sortis par les lavages qui ont duré 5 minutes. L'aspiration n'a fait entendre aucun cliquetis. Poids des fragments : 12 grammes.	Sorti guéri le 19 décembre 1882.
Ex… 60 ans. Obs. XXXIV.		Une séance. 24 novembre.	Chloroforme. Lithotr. fenêtré n° 2. Calcul phosphatique de 2 cent., 6 minutes de broiement, 42 prises. Lavage et aspiration : 6 minutes.	Sorti guéri le 3 décembre 1882.
M… 54 ans. Obs. XXXV.		Une séance. 1er décembre.	Chloroforme. 1re introduction, lithot. mors fenêtrés n° 2 (courts). Vessie profonde, calcul de 5 cent.; très dur; lithotriteur insuffisant. 2e introduction, lithotr. mors fenêtrés n° 2 (longs); 32 minutes de broiement, 135 prises. Le lavage de 8 minutes fait sortir presque tous les fragments. L'aspiration de 9 minutes, après avoir fourni une quinzaine de fragments, ne fait entendre aucun cliquetis. Poids des fragments : 19 grammes.	Sorti guéri le 11 décembre 1882.
de M… 60 ans. Obs. XXXVI.		Une séance. 8 décembre.	Chloroforme. Lithotr. mors plats n° 1; petite pierre d'un demi cent., 5 minutes de broiement, 2 prises. Lavage et aspiration : 8 minutes; aucun cliquetis. Poids des fragments : 18 cent.	Sorti guéri le 23 décembre 1882.

NOMS.	ANTÉCÉDENTS. EXPLORATIONS.	DATES des SÉANCES.	OPÉRATIONS.	SUITES ET RÉSULTATS.
V... 62 ans. Obs. XXXVII.		Une séance. 21 décembre.	Chloroforme. Lithotriteur mors fenêtrés n° 2; calcul de 2 cent., 8 minutes de broiement, 25 prises. Évacuation complète par l'aspiration.	Sorti guéri le 1er janvier 1883.
P... 75 ans. Obs. XXXVIII.		Deux séances. 1re séance. 23 décembre.	Chloroforme. Litotriteur mors plats n° 1 1/2 ; 12 minutes de broiement, 30 prises. Pierre molle de 3 cent. Vessie épaisse ; 5 minutes d'aspiration ; encore un cliquetis très accentué.	Sorti guéri le 27 janvier 1883.
		2e séance. 3 janvier 1883.	Chloroforme. Lithotriteur mors fenêtrés n° 1. 8 minutes, 25 prises. Lavage : 5 minutes, aspiration : 4 minutes.	
J... 58 ans. Obs. XXXIX.		Deux séances. 1re séance. 16 janvier.	Chloroforme. Lithotriteur fenêtré n° 2; calcul de 4 cent. 22 minutes de broiement, 110 prises. Lavage et aspiration : 10 minutes.	Sorti guéri le 5 février 1883.
		2e séance. 25 janvier.	Sans chloroforme. Lithotriteur mors fenêtrés n° 1, 10 minutes de broiement, 40 prises. Lavage et aspiration : 4 minutes. Poids des fragments : 25 grammes.	

NOMS.	ANTÉCÉDENTS. EXPLORATIONS.	DATES des SÉANCES.	OPÉRATIONS.	SUITES ET RÉSULTATS.
B... 63 ans. Obs. XL.		Une séance. 23 janvier.	Chloroforme. Lithotriteur fenêtré n° 1 ; calculs phosphatiques. 20 minutes de broiement ; 60 prises. Lavage et aspiration : 8 minutes.	Sorti guéri le 8 février 1883.
B... 55 ans. Obs. LXI.		Une séance. 8 février.	Chloroforme. Lithotriteur mors fenêtrés n° 2 (courts). Calcul de 4 cent., très dur, lithotriteur insuffisant. 2e introduction, mors fenêtrés n° 2 (longs). 120 prises en 26 minutes. Lavage et aspiration : 12 minutes. Poids des fragments : 26 grammes.	Orchite. Sorti guéri le 26 février 1883.
Le T... 73 ans. Obs. XLII.		Une séance. 12 février.	Pas de chloroforme. Mors fenêtrés n° 1. Calculs multiples, 5 minutes de broiement, 35 prises. Lavage et aspiration : 4 minutes.	Une attaque de goutte. Sorti guéri le 6 mars 1883.
G... 67 ans. Obs. XLIII.		Une séance. 16 février.	Chloroforme. Lithotriteur mors fenêtrés n° 2. Calcul de 3 cent., assez dur ; 17 minutes, 90 prises. Lavage et aspiration : 6 minutes.	Sorti guéri le 1er mars 1883.
Ba... 64 ans. Obs. XLIV.	Diabète sucré.	Une séance. 20 février.	Chloroforme. 1re introduction, mors fenêtrés n° 1. Calculs très nombreux, dont plusieurs de 2 cent., 21 minutes de broiement, 150 prises. 2e introduction, mors plats n° 1. 12 minutes, 80 prises. Lavage et aspiration : 10 minutes. Poids des fragments : 62 grammes.	Sorti guéri le 5 mars 1883.

NOMS.	ANTÉCÉDENTS. EXPLORATIONS.	DATES des SÉANGES.	OPÉRATIONS.	SUITES ET RÉSULTATS.
Bar... 71 ans. Obs. XLV.		Une séance. 22 février.	Chloroforme. Lithotriteur mors fenêtrés n° 2. Calcul de 3 cent., 15 minutes de broiement, 60 prises. Lavage et aspiration : 8 minutes. Poids des fragments très secs : 8 grammes.	Sorti guéri le 5 mars 1883.
S... 50 ans. Obs. XLVI.		Une séance. 24 février.	Chloroforme. Lithotriteur mors fenêtrés n° 1. Calcul de 2 cent. 1/2 ; 11 minutes de broiement, 50 prises. Lavage et aspiration : 8 minutes. Vérification le 6 mars ; lithotriteur mors plats n° 1. 1 minute 1/2 ; 8 prises. Lavages et aspiration : 3 minutes. Aucun cliquetis.	Sorti guéri le 9 mars 1883.
Ch... 69 ans. Obs. XLVII.		Une séance. 9 mars.	Chloroforme. Lithotriteur mors fenêtrés n° 2. Calcul de 3 cent., ayant une enveloppe phosphatique très épaisse et un noyau urique ; 9 minutes de broiement, 35 prises. Lavage et aspiration : 4 minutes 1/2. Poids des fragments : 5 grammes. Vérification le 16 mars. Quelques petits fragments, 2 minutes 1/2, 15 prises. Lavage et aspiration : 2 minutes.	Sorti guéri le 20 mars 1883.
M... 62 ans. Obs. XLVIII.		Une séance. 15 mars.	Chloroforme. Lithotriteur mors fenêtrés n° 2. Calcul de 2 cent. environ, 9 minutes 1/2, 75 prises. Lavage et aspiration : 5 minutes.	Sorti guéri le 24 mars 1883.
D... 72 ans. Obs. XLIX.		Une séance. 17 avril.	Chloroforme. Lithotriteur mors fenêtrés n° 1. 3 à 4 calculs de 1 cent. 1/2, 75 prises en 9 minutes. Lavage et aspiration : 7 minutes. Poids des fragments : 3 grammes.	La sonde évacuatrice ayant été retiré sans mandrin, les yeux de la sonde ont fait saigner le canal passablement. Sorti guéri le 12 mai 1883.
Qui... 67 ans. Obs. L.		Une séance. 26 avril.	Chloroforme. Lithotriteur mors fenêtrés n° 2 (courts), 2 calculs, dont un de 2 cent. et un autre de 2 cent. 1/2, 75 prises en 15 minutes. Lavage et aspiration : 7 minutes. Aucun cliquetis.	Sorti le guéri 8 mai 1883.
G... 41 ans. Obs. LI.		Une séance. 25 avril.	Chloroforme. Lithotriteur mors plats n° 1. Calcul de 4 cent., 14 minutes de broiement, 90 prises. Lavage et aspiration : 8 minutes ; on entend des cliquetis. 2e introduction : même lithotriteur, 64 prises en 7 minutes. Lavage et aspiration : 3 minutes, sans aucun cliquetis. Poids des fragments : 12 grammes. Vérification le 16 mai : lithotriteur mors plats n° 1. 4 minutes, 12 prises. Lavage et aspiration : 4 minutes. Aucun cliquetis.	Sorti guéri.

NOMS.	ANTÉCÉDENTS. EXPLORATIONS.	DATES des SÉANCES.	OPÉRATIONS.	SUITES ET RÉSULTATS.
C... 68 ans. Obs. LII.		Une séance. 17 mai.	Chloroforme. Lithotriteur mors fenêtrés nº 1. Calcul de 1 cent.; phosphatique. Lavage et aspiration : 8 minutes. Aucun cliquetis.	Sorti guéri le 30 mai 1883.
P... 68 ans. Obs. LIII.		1re séance. 18 mai.	Chloroforme. 1re introduction : lithotriteur mors fenêtrés nº 2 (courts), 4 pierres de 2 cent. et une quantité innombrable de petites pierres, 14 minutes de broiement, 96 prises. Lavage et aspiration : 10 minutes. 2e introduction : lithotriteur mors fenêtrés nº 1. 5 minutes, 13 prises. Les contractions de la vessie empêchent les manœuvres de l'instrument. Lavage et aspiration : 4 minutes. On entend encore des cliquetis. Poids des fragments : 21 grammes.	
D... 62 ans. Obs. LIV.		Une séance. 29 mai.	Chloroforme. Lithotriteur mors plats nº 1. 8 minutes, 30 prises environ. Lavage et aspiration : 7 minutes. Aucun cliquetis.	
G... 68 ans. Obs. LV.	Souffre depuis trois ans. En février 1882, tentative de lithotritie absolument infructueuse par un spécialiste; le calcul ne put être saisi; et la séance n'aboutit qu'à une hématurie abondante qui nécessita la sonde à demeure. Cystite intense; accès de fièvre et abcès de la prostate. Malade obligé de se sonder; après deux mois de traitement, amélioration; opération.	Deux séances. 24 avril. 11 mai.	Chloroforme. Lithot. fenêtré nº 2. Deux calculs uriques volumineux, 62 prises en vingt minutes. Chloroforme. Lithotr. fenêtré nº 1. Fragments assez volumineux. 40 prises en 10 minutes. Lavage et aspiration.	Rend de petits fragments par la sonde et quelquefois spontanément; pas d'accidents; cependant l'abcès de la prostate semble se réchauffer un peu. Suites simples; à la vérification, on broie encore un petit fragment. Guérison; mais au bout de trois mois récidive.
Obs. LVI. (Suite de la précédente).	Récidive.	Une séance. 27 février.	Chloroforme. Lithot. fenêtré nº 1. Calcul phosphatique de 1 c. 1/2; 40 prises en 12 minutes.	Un peu de fièvre qui cède assez vite. Vérification négative. Guérison. Cystite très améliorée.
C... 48 ans. Obs. LVII.	Souffre énormément depuis plus de six mois. Calcul urique unique.	Deux séances. 18 mars. 16 mai.	Chloroforme. Mors fenêtrés nº 2. Vessie très irritable; calcul contre le col, de 4 cent., dur. 56 prises en 30 m.; lavage, aspiration. L'état de la vessie ne permet pas l'introduction d'un nouveau lithotriteur. Chloroforme. Lithot. fenêtré nº 1. Un fragment de 1 cent.; 25 prises en 10 minutes; lavage, et aspiration; vessie moins irritable.	Suites simples; les douleurs persistent, mais moins vives. Guérison complète.
B... 60 ans. Obs. LVIII.	Souffre depuis trois mois environ. Vessie en très bon état; un petit calcul urique.	Une séance. 30 mai.	Chloroforme. Lithot. fenêtré nº 2. Calcul de 3 cent.; 45 prises en 12 minutes; lavages et aspiration.	Suites nulles. Vérification négative. Guérison.
M. de C... 58 ans. Obs. LIX.	Souffre depuis six mois environ. Calculs multiples et petits. Vessie saine.	Une séance. 1er août.	Chloroforme. Lithot. fenêtré nº 2. 65 prises en 15 minutes; lavage et aspiration.	Suites nulles. Vérification négative. Guérison.

NOMS	ANTÉCÉDENTS EXPLORATION.	NOMBRE des SÉANCES.	OPÉRATIONS.	SUITES ET RÉSULTATS.
G... 65 ans. Obs. LX.	Souffre depuis un an et demi environ. Quelques hématuries. Gros calcul urique. Vessie saine.	Deux séances. 4 août.	Chloroforme. Lithot. fenêtré n° 2. Calcul de 4 cent., très dur; nécessite à deux reprises la percussion. 60 prises en 25 minutes, lavage et aspiration. 2e introduction, mors fenêtrés n° 2. 30 prises en 10 minutes. La vessie se révolte; l'aspiration fait entendre encore un cliquetis.	A la suite, cystite assez intense, qui se calme bientôt.
		28 août.	Chloroforme. Lithot. fenêtré n° 1. Fragment de 1 cent.: 28 prises en 10 minutes. Lavage et aspiration.	Il reste un peu de cystite qui disparaît progressivement.
C... 69 ans. Obs. LXI.	Souffre depuis quatre ou cinq mois. Vessie saine; petit calcul urique.	Une séance. 30 octobre.	Chloroforme. Lithot. fenêtré n° 2. 60 prises en 12 minutes; lavage et aspiration.	Très légère hématurie. Guérison.
X... Obs. LXII.	Souffre depuis un an environ. Vessie saine; un gros calcul urique.	Deux séances. 25 octobre.	Chloroforme. Lithot. fenêtré n° 2. 68 prises en 20 minutes. Calcul de près de 4 cent.; lavage et aspiration.	Suites simples.
		(date non indiq.)	Chloroforme. Un fragment de 1 cent. environ. Lithot. fenêtré n° 1. 25 prises en 8 minutes; lavage et aspiration	Guérison.
A... 50 ans. Obs. LXIII.	Plusieurs petits calculs uriques.	Une séance.	Chloroforme. Lithot. fenêtré n° 1. Calcul de 2 cent. 1/2; 46 prises en 12 minutes. Lavage et aspiration.	Guérison.

NOMS	ANTÉCÉDENTS EXPLORATION.	NOMBRE des SÉANCES.	OPÉRATIONS.	SUITES ET RÉSULTATS.
D... Obs. LXIV.	Un calcul urique unique.	Une séance. 11 décembre.	Chloroforme. Lithot. fenêtré n° 2. 52 prises en 14 minutes. Lavage et aspiration.	Guérison.
H... Obs. LXV.	Déjà opéré en mars 1882, d'un calcul urique. Souffre depuis trois mois environ. Vessie saine.	Une séance. 7 décembre.	Chloroforme. Lithot. fenêtré n° 1. 25 prises en 11 minutes. Lavage et aspiration.	Suites nulles. Guérison très rapide
M... 65 ans. Obs. LXVI.	Goutteux. Souffre depuis quatre mois. Calcul urique de 2 cent. 1/2.	Une séance. 14 janvier.	Chloroforme. Lithot. fenêtré n° 2. 45 prises en 12 minutes. Lavage et aspiration.	Rétention d'urine nécessitant 2 cathétérismes. A part cela. suites très simples, ni cystite, ni fièvre. Guérison.
C... 70 ans. Obs. LXVII.	Astshmatique. Catarrhe bronchique. Rétrécissement très étendu. Cystite. Rétention incomplète d'urine.	Deux séances. 22 février.	Chloroforme. Lithot. fenêtré n° 2. Calcul phosphatique de 3 cent. 1/2. Vessie profonde; le lithot. doit être retourné. 55 prises en 20 minutes; lavage avec la sonde n° 21, et aspiration.	Sonde à demeure pendant quarante-huit heures. Suites simples.
		12 avril.	La dilatation du canal a été poussée plus loin pour la deuxième séance. Chloroforme. Lithot. fenêtré n° 1. Fragment de 1 cent. derrière le col. Le lithot. doit encore être retourné. Lavage et aspiration avec la sonde n° 25.	Sonde à demeure pendant quarante-huit heures. Suites simples. Guérison.
C... 69 ans. Obs. LXVIII.	Calcul d'urates de 3 cent. 1/2. Cathétérisme préparateur mal supporté; accidents fébriles répétés.	Une séance.	Chloroforme. 27 minutes de broiement.	Pas de rétention, pas de fièvre. Issue tardive d'un petit gravier, au bout d'un mois. Guérison.

NOMS.	ANTÉCÉDENTS EXPLORATION.	DATES des SÉANCES.	OPÉRATIONS.	SUITES ET RÉSULTATS.
B... 65 ans. Obs. LXIX.	Calculs d'acide urique en nombre considérable.	Deux séances. 14 août. 31 août.	Durée, près de trois quarts d'heure. En face du grand nombre de graviers, on renonce à achever le broiement. Evacuation à la seringue et à l'aspirateur. Durée, 20 minutes. Evacuation complète.	Pas de fièvre; seulement un peu de rétention ayant duré trois jours après la première séance et un jour après la deuxième guérison. Le 1er février 1883, récidive. Broiement d'un petit calcul du volume d'une noisette, avec anesthésie et aspiration. Ni fièvre, ni rétention d'urine. Guérison rapide.
F... 60 ans. Obs. LXX.		Une séance. 8 mai.	Calcul d'urate de 3 cent. 1/2. Evacuation complète.	Ni fièvre, ni rétention d'urine, pendant les quinze premiers jours. A cette époque, sous l'influence de la marche, fièvre et douleurs de reins. Au bout de dix jours, guérison complète.

TABLEAU DE 15 OBSERVATIONS INÉDITES

DUES A DIVERS CHIRURGIENS.

Déjà, nous avons cité les deux cas du professeur Lefort.
Nous pouvons ajouter que MM. Lucas-Championnière,
Nicaise et Tillaux ont fait chacun une fois avec succès
l'opération de Bigelow. Ces faits, joints à ceux que nous
rapportons ici, prouvent que la méthode nouvelle est
acceptée aujourd'hui par la majorité des chirurgiens
français.

NOMS.	ANTÉCÉDENTS. EXPLORATIONS.	DATES des SÉANCES.	OPÉRATIONS.	SUITES ET RÉSULTATS.
X... 60 ans. Obs. I. (Bazy.)	Souffre depuis 4 mois ; vessie saine ; calculs multiples, petits.	Une séance. 7 sep. 1880.	Chloroforme. Lithotriteur mors plats nº 2, 10 minutes de broiement, 23 prises. Lavages simples. Poids des fragments : 8 grammes.	Suites nulles. Vérifications négatives.
G... 63 ans. Obs. II. (Bazy.)	Rétrécissement périnéo-bulbaire admettant le nº 12. Calcul urique de 4 cent. Souffre depuis plusieurs années.	Deux séances, 1re séance, 22 mars 1882. 2e séance. 10 décembre 1882.	Chloroforme. Lithotriteur fenêtré nº 2. 30 minutes de broiement, 65 prises. Lavage et aspiration : 10 minutes. Poids des fragments : 20 gr. Lithotriteur fenêtré nº 1. 4 minutes de broiement, 10 prises. Lavage et aspiration. Poids des fragments : 1gr.	*Arthrite du genou* au quatrième jour, non suppurée, terminée par ankylose ; diminution de la cystite. Suites simples. Disparition progressive de la cystite.
L... 63 ans. Obs. III. (Bazy.)	Rétrécissement périnéo-bulbaire nº 3. Rétension incomplète ; polyurie anasarque ; calcul uro-phosphatique de 4 cent.	Une séance. 23 mars 1883.	Chloroforme. Lithotriteur fenêtré nº 1. 20 minutes de broiement, 60 prises. Lavage et aspirations Poids des fragments : 22 gr.	Rétention beaucoup moindre. Cessation complète des symptômes.
L... 63 ans. Obs. IV. (Bazy.)	Souffre depuis un mois ; récidive, 2 petits calculs phosphatiques.	Une séance. 14 novembre 1882.	Chloroforme. Lithotriteur fenêtré nº 1. 6 minutes de broiement. Lavage et aspiration. Poids des fragments : 5 gr. 75.	Suites nulles.
Ch... 55 ans. Obs. V. (Bazy.)	Rétrécissements multiples. *Cancer de la prostate.* Rétention incomplète. Calcul phosphatique de 2 cent.	Une séance. 16 octobre 1882.	Chloroforme. Litrotiteur fenêtré nº 1. 15 prises en 10 minutes. Vessie très contractile. Lavage et aspiration presque nuls.	Suites simples. Evacuation spontanée des fragments pendant 3 semaines. Mort de cancer généralisé en avril 1883.
Malades de 40, 50 et 60 ans. Obs. VI, VII, et VIII. (Demons, de Bordeaux.)	Pas d'altérations vésicales très prononcées ; urines pas très purulentes. Calcul d'acide urique de 2 à 3 cent.	Dans les 3 cas, une seule séance.	Dans les trois cas, chloroforme Durée, 2 heures. 112, 120 et 140 prises. Lithotriteur fenêtré. Chez les deux premiers malades : dilatation progressive préalable ; débridement du méat. Très peu de sang.	Pas de fièvre, pas d'accidents, sauf, chez le malade de 60 ans, un peu de douleur dans la fosse iliaque gauche, attribuée à une légère inflammation périvésicale. Dans les 3 cas, quelques fragments expulsés spontanément.
B... 56 ans. Obs. IX. (Dubreuil, de Montpellier.)	Première attaque de coliques néphrétiques en 1867 ; fréquemment renouvelées jusqu'en 1881 ; hématurie, pas de lésions vésicales ni d'hypertrophie de la prostate.	Deux séances. 1re séance. 15 mars 1883. 2e séance. 2 avril 1883.	Chloroforme. Lithotriteur fenêtré modèle Reliquet. Pierre de 4 cent. Percussion, aspirateur Guyon ; séance de 20 minutes. Hémorrhagie vésicale modérée ; nombreux fragments évacués. Chloroforme. Pas d'hémorrhagie. Poids total des fragments : 16 gr.	Quelques fragments évacués spontanément. Epididymite. Suites nulles ; guérison.
B... 18 ans. Obs. X. (Dubreuil, de Montpellier. Communiquées par M. Gilis).	A 5 ou 6 ans, hématuries. Il y a 2 ans, rétention d'urine, colique néphrétique, gravelle.	Une séance. 21 avril 1883.	Lithotriteur fenêtré modèle Reliquet. Aspirateur Guyon, débarrasse la vessie en un quart d'heure. Calcul d'oxalate de chaux. Poids des fragments : 2 gr.	Suites d'abord très simples. Mais, le 1er mai, pleurésie ; puis, le 15, abcès de la prostate. Actuellement, douleur dans l'aine gauche, état général grave.

NOMS.	ANTÉCÉDENTS. EXPLORATIONS.	DATES des SÉANCES.	OPÉRATIONS.	SUITES ET RÉSULTATS.
G... 22 ans. Obs. XI. (Dudon, de Bordeaux.)	Douleurs lombaires. Calculs multiples, dont un de 2 cent. 1/2. Dilatation préalable avec sondes Béniqué jusqu'au n° 48.	Une séance. 1er juin 1882.	Sonde évacuatrice de Pigelow; il s'est formé dans l'appareil un dépôt de graviers qui n'étaient pas en rapport avec le volume du calcul. Durée de la séance, une heure; la vessie se contractant, on remit à une autre séance l'extraction du reste des fragments.	M. Dudon, étant tombé malade, ne peut faire la 2e séance ; le malade fut pris d'accidents vésicaux et rénaux très intenses et succomba le 20 juin. *Autopsie.* — La vessie contient 2 fragments assez volumineux ; el e est très épaissie ; les uretères et les bassinets sont très dilatés. Reins suppurés.
X... 60 ans. Obs. XII. (Lannelongue, de Bordeaux.)	Pas d'hématuries. Urines abondantes, muco-purulentes. Prostate très volumineuse. Calcul de 1 c. 1/2, dur, d'acide urique.	Deux séances 1re séance. 28 mars. 2e séance. 1er avril.	Pas d'anesthésie Durée : 10 minutes. Aspiration. Quelques fragments sont extraits. Pas d'anesthésie. Aspiration. Poids des fragments ; 3 grammes.	Pas d'hémorrhagie ; pas de fièvre. Suites nulles ; cystite améliorée.
A... 48 ans. Obs. XIII. (Lannelongue, de Bordeaux.) Communiquées par M. Chevalier.	Mictions fréquentes, urine muco-purulente. Rétrécissement n'admettant que le n° 6 au collet du bulbe. *Urétrotomie interne.* Dilatation jusqu'au n° 56 Béniqué. Calcul de 17 millimètres, phosphatique.	Plus. séances. 15 mai. 30 mai.	Chloroforme. Aspiration. Nouvelle tentative de lithotritie; quelques fragments retirés avec l'aspirateur. Nouvelle séance sans chloroforme. Aspiration; mais encore un cliquetis très net. Le malade sort, il revient au mois de décembre; l'aspirateur revèle encore l'existence du même cliquetis, mais on ne peut rien saisir. Quelques jours après, le malade expulse spontanément un calcul dont le volume est plus gros que celui d'un pois. Guérison.	Aucun accident.

NOMS.	ANTÉCÉDENTS. EXPLORATIONS.	DATES des SÉANCES.	OPÉRATIONS.	SUITES ET RÉSULTATS.
S... 38 ans. Obs. XIV. (Maunoury fils, de Chartres.)	Hématurie. Douleurs lombaires. Rétrécissement à un centimètre du méat admettant un n° 12 ; dilatation jusqu'au n° 16; exploration avec sonde de Guyon; calcul tout près du col, très dur. Urines muco-purulentes.	Une séance. 15 déc.	Chloroforme. Incision du rétrécissement avec le petit uréthrotome à bascule de Civiale. Lithotriteur mors fenêtrés n° 2. Calcul de 4 cent. 1/2. Percussion. Lithotriteur forcé. Aspiration avec appareil de Guyon; très grand nombre de débris. Réintroduction du lithotriteur, mors fenêtrés n° 1. Lavage et aspiration. Durée de l'opération : une heure et demie. Poids des fragments après dessication : 32 grammes.	Urine légèrement teintée en rouge. Expulsion de quelques fragments, dont un ne mesurant pas moins de 8 millimètres. Vérification négative. Guérison complète.
B... 79 ans. Obs. XV. (Ch. Monod.) Communiquée par M. Brodeur.	Lithiase rénale; ni pus, ni sang dans les urines. Calculs multiples. Prostate un peu volumineuse.	Deux séances. 1re séance. 19 juin. 2e séance. 3 juillet.	Chloroforme. Lithotriteur fenêtré n° 3. 120 prises, calcul de 5 cent. Substitution du n° 2 au n° 3 ; puis emploi de mors plats. Lavages. Durée : une heure et demie. Chloroforme. 100 prises effectives ; encore des fragments de 4 à 5 cent. Aspirateur Bigelow ; grande abondance de fragments. Nouvelle introduction du lithotriteur ; nouvelle aspiration ; encore un cliquetis. Durée de la séance : 2 heures 1/2. Poids des fragments évacués dans les deux séances : 51 grammes.	Expulsion de fragments. Rétablissement complet. La malade n'a pas tardé à succomber au mois d'octobre, mais à des accidents étrangers à son affection calculeuse.

INDEX BIBLIOGRAPHIQUE.

Adams. — Lithotrity after Bigelow's method, British med. journ., 1882 t. II, p. 523.

Bigelow. — Lithotrily by a single operation, Boston med. and surg., journ., t. XCVIII, p. 259 et 291.

— Litholapaxy or rapid Lithotrity with evacuation, Lancet, 1878, t. II, p. 478, 615, 633.

— Litholapaxy, Boston med., 1879, t. C, p. 759, 866 et t. CI, p. 539.

— Apparatus for rapid lithotrity with evacuation. London med. Record, 1879, p. 204.

— Litholapaxy. An improved evacuator, Boston med. 1880, t. CII, p. 30 et 38.

— Clinical Lecture, Boston med., 1880, t. CII, p. 217.

— Remarks on modern Lithotrity, Transactions of the internat. med. Congress, 1881, t. II, p. 292, et Lancet, septembre 1881, pages 533, 577. Traduit in Revue de chirurgie, 10 avril 1882, et dans Archiv· f. Klin·Chir., t. XXVII, fasc. 3, p. 673.

— Lithotrity with evacuation, New-York med, Record, 1882, t. XXI, p. 577.

— A simplified evacuator for litholapaxy, Boston medical, 11 january 1883.

Billroth. — Lithotripsie, Wiener med. Wochenschrift, 1880, n° 44, p. 1197, et n° 45, p. 1221.

Blanc. — Lithotrity in Bombay, Lancet, july 1880, p. 49, t. I, p. 857.

Bœckel (Eug.). — De la lithotritie et de ses indications; lithotritie antiseptique, Gaz, med. de Strasbourg, 1880, p. 66; et Vierteljarhsschrift der ärzlichen Polytechnik von G. Beck (Bern), 1880, 2me année, livr. d'avril.

Bottini. — Litholapaxie in Collezione italiana di Letture sulla medicina, Torino, 1881.

Braun. — Calcul vésical enlevé par la méthode de Bigelow, pneumonie; guérison, British med. journal, 1883, p. 456-57.

Buckstone Browne. — Three Cases of Lithotrity at one Sitting, Lancet, 1879, t. II, p. 868.

— Unusualy large uric acid calculus successfully removed by Lithotrity, Lancet, 1880.

Cadge. — Remarks on lithotrity at one Sitting, Lancet, 1879, t. I, p. 471.

Carafi. — Lithotritie rapide par la méthode de Bigelow; calcul phosphatique de 2 cent. et demi de diamètre broyé dans une seule séance ayant duré vingt-trois minutes; guérison. Obs. du professeur Le Fort, France méd., 9 févr. 1882.

Caswell. — Litholapaxy, Boston med., 1880, t. CII, p. 101 ; 1881, t. CIV,
p. 352 et 1882, t. CVI, p. 372.

Cheever. — Deux cas de litholapaxie faite avec succès, Boston med.,
23 mars 1882.

Cinti. — Della litolapassia o litotrissia a proceso rapido. Lo Sperimentale, 34me année, t. XLV, mars 1880.

Coulson. — Lithotrity at one Sitting, Lancet, 1879, t. II, p. 687.

— Three Cases of stone, Lancet, 1880, t. I, p. 163.

— Lithotrity and rapid evacuation, Lancet, 1880, t. II, p. 4.

— Eleven Cases of stone in the Bladder, Lancet, 1881, t. I, p. 452.

— Diseases of the bladder, 1881, 6me édition.

Coutinho. — De l'évacuation des fragments calculeux après la lithotritie, doct., Paris, 1880.

Curtis. — Recent Progress in urinary surgery, Boston med., 1878,
t. XCVIII, p. 438.

— Rapid Lithotrity, Boston med., 1878, t. XCVIII, p. 560.

— Recent Progres in urinary surgery, Boston méd., 1879, t. C, p. 508,
et t. CI, p. 480.

— Litholapaxy, Boston med., 1880, t. CIII, p. 224.

Delefosse. — La lithotritie rapide, Union méd., 8 et 13 mai 1883.

Desnos. — Etude sur la lithotritie à séances prolongées, doct., Paris,
1882, et Revue de chir., novembre et décembre 1882.

Dittel. — Ueber das Verhaltniss der Lithotripsie zur Litholapaxie.
Wiener med. Wochenschrift, 1881, n° 44.

Duffy. — Lithotrity and evacuation without the wasking bottle, North
Carolina med. journ., mai 1880.

Dyer. — Case, New-York med. Record, 1880, t. XVIII p. 111.

Freyer. — Twenty cases of Litholapaxy. Indian med. Gaz., dec. 1882,
and feb. 1883.

Gouley. — Internal urethrotomy and lithotripsy at the same sitting in
Patient seventy nine years of age, New-York med. Record, 1879.

Greene. — Ten cases of litholapaxy, New-York med. Record, 1880,
t. XVIII, p. 460; et Boston med., 1880, t. CIII, p. 51.

Gross. — Lithotrity, in A System of surgery, t. II, p. 730 à 737, 6me édition, Philadelphia, 1882.

Guyon. — Leçons cliniques sur les maladies des voies urinaires, Paris,
1881. — Leçons faites à l'hôpital Necker, Journal de méd. et
de chir. pratiques, juillet 1881, p. 300 ; et Gaz. des hôp., 1881,
p. 809.

Guyon et Desnos. — De l'aspiration des fragments après la lithotritie,
Annales des maladies des organes génito-urinaires, février et
mars 1883.

Harrisson. — Lithotrity at one sitting, Boston medic., 1879, t. CI,
p. 479, et Lancet, 1879, t. II, p. 614.

— Cases of lithotrity, British med. journ., 1881, t. I, p. 384.

— Case of litholapaxy in which a stone weighing over two ounces was
removed at one sitting, British med. journ., t. II, p. 669.

— Observations on lithotomy, lithotrity and the early detection of stone in the Bladder. London, 1883.

Hill (Berkeley). — A modified Clover's bottle, Lancet, 1880, t. I, p. 124.

Hi (Hampton). — Three cases of litholapaxy, Boston med., 1880, t. CII, p. 201.

Howe. — Ablation d'un calcul vésical pesant 3541 grains chez un enfant âgé de 16 ans, New-York med. journ., 1883, p. 181-83.

Hue (Judes). — Lithotritie en une ou plusieurs séances, Gaz. hebdom., 1879, p. 200.

Jamin. — Note sur l'application de la lithotritie à séances prolongées au traitement des calculs volumineux, Annales des organes génito-uriraires, février 1883.

Jowers. — Lithotrity at one sitting, Lancet, 1880, t. II, 694.

Keyes. — Case of rapid lithotrity, New-York med. Record, 1878.

— Lithotrity as practised by S. H. Thompson, Arch. of med., New-York, 1879, t. II, p. 63.

— Rapid Lithotrity with evacuation. American journ. of med. sciences, 1880, t. LXXIX, p. 369.

— Bigelow's operation, New-York med. Record, 1880, t. XVIII, p. 69.

— Rapid lithotrity in old men, New-York med. Record, 1882, t. XXI, p. 135.

— A lecture on lithotrity, med. Gaz., 1883, p. 135-37.

— An evacuating straight tube for use in rapid lithotrity, Lancet, 14 avril 1883, p. 633.

Lebec. — Note sur un nouvel appareil évacuateur, Gaz. hebd., 1879, p. 694.

Newmann. — Lithotrity with rapid evacuation. Lancet, 1880, t. II, p. 52.

Pot. — Case, Lancet, 1881, t. II, p. 47.

Powell. — Case, Canadian journ. of med. sciences, et London med, Record, 1879, p. 228.

Reliquet. — De la lithotritie rapide, mars 1882.

— La lithotritie doit être faite sans traumatisme, Gaz. des hôp., 1882, 13 et 16 mai.

Rousseau. — De la lithotritie en une seule séance. Arch. de méd., février 1881.

Raffo. — Caso di Lithotrissia rapida. Lo Sperimentale, 1880, t. XLVI, p. 585.

Sands. — Case, New-York med. journ., 1880.

Sanger. — A case of litholapaxy, Boston med., 1880, t. CII, p. 200.

Smith (Henry). — Lithotrity and the removal of fragments, Lancet, 1880, t. I, p. 184.

Smith (Thomas). — Bigelow's operation for stone, Lancet, 1880, t. I, p. 43 et 360.

Snow (Norman). — Lithotripsy with entire removal of fragments, Boston med., 1881, t. CV, p. 102.

Stokes. — Surgical Society of Ireland, British. med. journ:, t. I, p. 210.

Swinford (Edwards). — Stone in the Bladder of a female Child. Lancet, 1881, t, II, p, 590.

Teevan. — Litholapaxy, Boston med., 1879, t. CI, p. 748, et Lancet, 1879, t. II, p. 611.

— Cases of large Calculi removed from the Bladder by Bigelow's operation, Lancet, 1881, t. I, p, 129.

— Cases, London med. Times and Gaz., 1881, t. 377.

Thompson. — Lithotrity at one on more sitting, Lancet, 1879, traduit in Gaz. hebd., 28 mars 1879, p. 201.

— Litholapaxy versus Lithotrity, Lancet, 1879, t. I, p. 245.

— Lithotrity at one Sitting, Lancet, 1879, t. I, p. 755.

— Lithotrity at a single Sitting, British med. journ., 1879, t. II, p. 161, et Lancet, 1880, t. I, 79.

— Recent Advances in the method of Extracting Stone from the Bladder, Transactions of the internat. med. Congres,, 1881, t. II, p. 279.

— Lecture on lithotrity at a single Sitting, Lancet, 1882. t. I, p. 1, 47, Traduit par Lebec in Arch. de med., février 1882.

Ultzmann. — Sur la lithotritie en une seule séance, Wiener med. Press, 1881, n°s 38, 40, 43, 46, 50.

Von Buren. — Lithotrity by a single operation with Cases, New-York med. Record, 1878, 1879 et 1882, t. XXI, p. 321.

Vanderveer. — New-York med. Record, 1881, t. XX, p. 31.

Walker. — Rapid lithotrity, New-York med. Record, 1880, t. XVII, p. 734.

Warren. — Rapid lithotrity, Boston med., 1878, t. XCIX, p. 488.

Weir. — On Litholapaxy, American journ. of med. Sciences, 1880, t. LXXIX, p. 130, et New-York med. journ., 1880, t. XXXI, p. 220.

West. — Cases of rapid Lithotrity, with Remarks on Bigelow's operation, Birmingham med. review, january 1883.

Wyeth. — Rapid lithotrity, New-York med. Record, 1880, t. XVIII, p. 499.

Zancarrol. — Douze cas de litholapaxie, Soc. de chir., déc. 1881, et Union méd., 1881, p. 983.

TABLE DES MATIÈRES.

Paris. — Typ. A. Parent, A. Davy, succ^r, imp. de la Faculté de médecine
52, rue Madame, et rue Monsieur-le-Prince, 14.

PUBLICATIONS DE LA LIBRAIRIE G. DELAHAYE et E. LECROSNIER

ÉDITEURS.

CHARCOT, professeur à la Faculté de médecine de Paris, etc. ... ... sur le système nerveux, faites à la Salpêtrière, recueillies et publiées par le Dr BOURNEVILLE, rédacteur en chef du *Progrès médical*. 3e édit. revue et augmentée. 2 vol. in-8 avec 50 fig. intercalées dans le texte et 21 planches, dont 15 en chromolithographie, 1880 .... 28 fr.
 Cartonné .... 30 fr.

CHARCOT. Leçons sur les localisations dans les maladies du cerveau et de la moelle épinière, faites à la Faculté de médecine de Paris: recueillies et publiées par les Drs BOURNEVILLE et BRISSAUD. 1 vol. in-8 avec 89 fig. intercalées dans le texte. 1878-80 .... 11 fr.
 Cartonné .... 12 fr.

RICHER (Paul), ancien interne, lauréat des hôpitaux de Paris. Études cliniques sur l'hystéro épilepsie ou grande hystérie, précédées d'une lettre-préface de M. le professeur J.-M. Charcot. 1 vol. in-8 avec 105 fig. intercalées dans le texte et 9 gravures à l'eau forte. 1881 .... 19 fr.
 Cartonné .... 20 fr.

LUYS, membre de l'Académie de médecine, médecin de la Salpêtrière, etc. Traité clinique et pratique des maladies mentales. 1 vol. in-8 avec 27 fig. intercalées dans le texte et 10 planches coloriées et photomicrographiques .... 17 fr.
 Cartonné .... 18 fr.

GRASSET, professeur agrégé à la Faculté de médecine de Montpellier, etc. Traité pratique des maladies du système nerveux. 2e édit. 1 vol. in-8 avec 85 figures. intercalées dans le texte, et 10 planches en chromolithographie et photoglyptie 1880 .... 25 fr.

GRASSET. Des localisations dans les maladies cérébrales. 3e édit. 1 vol. in-8 avec 8 figures dans le texte et 6 planches. 1880 .... 9 fr.

BOURNEVILLE et P. RENARD. Iconographie photographique de la Salpêtrière (service de M. le professeur Charcot). Tome Ier. Hystéro-épilepsie. Attaques. 1 vol. petit in-4 avec 40 photographies 1878. Broché .... 30 fr.
 Relié en demi-chagrin rouge, doré en tête, non rogné avec coins .... 36 fr.
 Tome II Épilepsie partielle. Hystéro épilepsie. De l'hystérie dans l'histoire. 1 vol. petit in-4, avec 39 photographies. 1878 .... 30 fr.
 Relié .... 36 fr.
 Tome III Du sommeil, du somnambulisme, du magnétisme, des zones hystérogènes chez les hystériques. 1 vol. petit in-4 avec 20 photographies, 1881 .... 30 fr.
 Relié .... 36 fr.

BOURNEVILLE, rédacteur en chef du *Progrès médical*, Recherches cliniques et thérapeutiques sur l'épilepsie et l'hystérie. Compte rendu des observations recueillies à la Salpêtrière de 1873 à 1876. 1 vol. in-8 avec 3 planches. 1876 .... 4 fr.

GRIESINGER, professeur de clinique médicale et de médecine mentale à l'Université de Berlin. Des maladies mentales et de leur traitement. Ouvrage traduit de l'allemand sous les yeux de l'auteur par le Dr DOUMIC accompagné de notes par M. le Dr BAILLARGER médecin de la Salpêtrière, membre de l'Académie de médecine. 1 vol. in-8. 1868 .... 9 fr.

FABRE, professeur de clinique interne, etc. Les relations pathogéniques des troubles nerveux. ou les troubles nerveux étudiés dans leurs rapports réciproques de causes a effet avec les autres phénomènes morbides. Leçons recueillies par le Dr AUDIBERT. 1 vol. in-8 1880 .... 8 fr.

DURET, aide d'anatomie à la Faculté de médecine de Paris, etc. Études expérimentales et cliniques sur les traumatismes cérébraux. Tome I 1 vol. in-8 avec 38 figures dans le texte, et 19 planches dont 8 en chromolithographie. 1878 .... 15 fr.

LEGRAND DU SAULE Étude médico-légale sur les testaments contestés pour cause de folie. 1 vol. in-8. 1877 .... 9 fr.

LEGRAND DU SAULLE. Étude médico-légale sur l'interdiction des aliénés et sur le conseil judiciaire; suivie de recherches sur la situation juridique des fous et des incapables à l'époque romaine. 1 vol. in-8. 1880 .... 8 fr.

LEGRAND DU SAULLE. Étude médico-légale sur les épileptiques. 1 vol in-8. 1877 .... 4 fr. 50

Paris — Typ A PARENT, imprimeur de la Faculté de médecine, rue M.-le-Prince 31
A DAVY successeur